医院评审评价之医院感染管理常见问题解答

主　审◎宗志勇　陈蜀岚

主　编◎徐世兰　吴佳玉

副主编◎卢　杰　邓建军

四川大学出版社

参加编写人员（按姓氏拼音排序）

安　寒	成都市疾病预防控制中心
查　梅	简阳市人民医院
常洪美	崇州市人民医院
陈　莉	攀枝花市中心医院
陈　萍	成都市公共卫生临床医疗中心
陈丽萍	宜宾市第一人民医院
陈蜀岚	四川省医学科学院·四川省人民医院
邓　艾	成都上锦南府医院
邓建军	四川大学华西第二医院
邓明琼	甘孜州人民医院
邓小华	成都市疾病预防控制中心
付婷婷	成都市郫都区人民医院
顾成武	遂宁市中心医院
郭　华	成都市第三人民医院
郝　敏	自贡市第一人民医院
何丽英	平昌县人民医院
侯绍飞	成都上锦南府医院
黄　梅	四川大学华西医院
黄　敏	自贡市第三人民医院
黄家遂	遂宁市中心医院
黄升华	汉源县人民医院
黄文治	四川大学华西医院
江冬萍	遂宁市中心医院
江国帼	攀枝花市中心医院
金宗英	西南医科大学附属中医医院
李　虹	遂宁市中心医院
李　静	成都市妇女儿童中心医院
李　娟	四川大学华西第二医院
李　瑛	凉山州第一人民医院
李大江	四川大学华西医院

李东静　自贡市第四人民医院
李雷雷　四川大学华西医院
李诗雨　四川大学华西医院
李卫兵　四川省肿瘤医院
李晓红　内江市第一人民医院
刘　莉　成都市成华区妇幼保健院
刘　竹　成都市疾病预防控制中心
刘琳琳　乐山市人民医院
刘仕莲　达州市中心医院
刘焱银　简阳市人民医院
刘永芬　雅安市雨城区人民医院
刘治清　四川大学华西口腔医院
卢　杰　四川省卫生和计划生育监督执法总队
吕　宇　四川省医学科学院·四川省人民医院
马　英　绵竹市人民医院
马春华　绵阳市中心医院
母绍琼　广元市第一人民医院
乔　甫　四川大学华西医院
邱永洁　成都上锦南府医院
任小兵　简阳市人民医院
邵永惠　雅安市人民医院
舒明蓉　四川大学华西医院
宋国英　成都市第一人民医院
苏超敏　成都市第五人民医院
苏小兰　广安市人民医院
孙　睿　宜宾市第一人民医院
孙菊华　巴中市中心医院
田　晶　成都市疾病预防控制中心
万林玉　资阳市人民医院
王　东　四川大学华西第二医院
王　齐　甘孜州人民医院
王丽雅　成都市第三人民医院

王荣丽　西南医科大学附属医院

王妍潼　四川大学华西医院

吴春霖　四川省肿瘤医院

吴佳玉　四川省医学科学院·四川省人民医院

夏　红　四川省第二中医医院

夏　娇　西南医科大学附属医院

向　钱　四川省医学科学院·四川省人民医院

徐世兰　四川大学华西医院

杨　洁　成都上锦南府医院

杨邦翠　南充市中心医院

杨柳青　川北医学院附属医院

尹　丽　德阳市人民医院

余桂英　广元市中心医院

张　静　四川省妇幼保健院

张　玲　成都军区总医院

张　敏　四川省建筑医院

张　芹　攀枝花市中心医院

张静梅　成都市第六人民医院

张淑华　南充市中心医院

张玉琼　眉山市人民医院

赵　华　德阳市人民医院

赵　娜　成都上锦南府医院

赵　跃　绵阳市中心医院

赵鸿鹰　乐山市人民医院

郑熙琳　宜宾市第二人民医院

钟　彦　四川大学华西医院

朱德智　成都上锦南府医院

庄红娣　四川大学华西医院

宗志勇　四川大学华西医院

前　言

　　《医院评审评价之医院感染管理常见问题解答》一书终于与大家见面了，这是四川省医院感染管理专业人员自行主编出版的第一本专业书。编写团队由来自不同专业背景的 64 家医疗卫生机构的 92 名医院感染管理专家、临床一线的医院感染管理骨干组成。本书通过总结医院感染管理评审评价过程经常发现的问题，以及在征集四川省 21 个市州医院感染管理专业人员提出的几千个问题的基础上，筛选出近 500 个具有代表意义的题目，由编者依据医院等级评审标准中与医院感染管理相关的条款，通过问答的形式，对医院感染预防与控制相关知识进行介绍。本书经编写团队花费近半年的时间编著而成，体现其高度合作、协作、进取和团结精神，为四川省医院感染预防与控制的学术发展做出了特别贡献。

　　随着社会、经济、医疗技术的发展以及多重耐药菌、侵入性操作的增加，医院感染管理作为影响医疗质量和患者安全的关键因素面临新的挑战。近年来国家层面对开展医院感染管理工作的监管力度逐渐加大，2011 年国家卫生计生委发布的等级医院评审新标准包括近百个医院感染管理直接或间接条款。新标准中充分融入了"以患者为中心"和"持续质量改变"的理念，在操作中更加注重管理方法与管理工具的应用，在过程中采取更加丰富、多元化、全过程的评价方式，充分保证评审的客观性、科学性和公正性。但在实际评审工作中，由于医院对评审中的这些理念、方法和工具的理解、遵从和掌握的偏差，对标准执行容易出现一些误区和误解，甚至是错误的行为。编写此书的目的，是为了帮助各级医疗机构人员更好地理解医院感染管理评审评价涉及的基本原则与要点，掌握有关管理方法和工具，指导其在接受医院评审评价过程中，提高医务人员预防和控制医院感染的能力，提升其医院感染管理水平，促进医院感染管理标准化、规范化、科学化和现代化的建设与发展。

全书共 14 章 65 节近 500 题，内容翔实丰富，对医院感染组织管理，医院感染知识培训，医院感染监测，医院感染风险评估，医院感染暴发报告与处置，消毒灭菌的管理，职业防护与技术，手卫生，多重耐药菌目标性监测与管理，传染病管理，医院环境、医疗废物及污水管理，重点部位医院感染的预防与控制，重点科室的医院感染管理，医院感染信息监测与管理工具介绍等 14 个方面进行了系统、全面的阐述。同时，结合医院等级评审评价的相关要求，重点关注风险评估、医院感染管理工具应用等难点，在内容上力求科学性和实用性。编写所涉及的基础理论、基本知识和基本技能均依据目前国内现行有关法规、规范、指南和专家共识，特别结合近期国家卫生计生委颁布的十二个医院感染新标准、规范要求，强调基础性和原则性；对部分有争议的问题，编者以循证的态度查阅了多篇文献，结合实际操作的可行性，给予合理的解决思路和建议，体现本书的科学性和指导性；从医院感染管理角度采用多个医院感染预防与控制团队的真实案例和图、表形式，体现可操作性原则。本书经多轮审阅修改，尽量保证内容科学、精练，文字通俗易懂。

由于较多内容涉及医院感染管理重点部门管理和医院感染各项监测描述，本书主要适用于指导 100 张床位以上或二级及二级以上的医院开展医院感染管理评审评价工作。当然，鉴于国家对各级、各类医疗机构的医院感染管理基本要求的一致性，本书对基层医疗机构和社区卫生服务中心的医院感染管理的评审评价工作开展也具有一定的参考作用。因此，本书将对医院管理人员、医院感染管理专兼职人员、临床医生、护理人员和医技人员在日常工作中医院感染的预防与控制实践起到实际指导作用。

本书编写过程中得到多个医院感染预防与控制团队老师的大力支持，并在审阅中提出了许多宝贵意见，在此对他们的辛勤奉献致以真诚的谢意！同时本书编写过程中参阅了大量文献，在此也对原著者表示敬意和感谢！

由于编写时间紧张、篇幅有限，加上编者的经验和水平不足，本书编写的内容可能会存在许多不足，不能满足所有层次医疗机构全方位的医院感染管理工作开展所需。恳请各位读者和同仁对本书提出宝贵意见，希望通过此次编写，不断积累经验，力争再版时内容更加完善、水平更高提升。

本书编委会

2017 年 6 月

目　录

第一章　医院感染组织管理

第一节　医院感染管理组织及职责

● **建立医院感染管理组织的依据是什么？医院感染管理体系由哪三部分组成？怎样发挥其作用？**

1. 建立医院感染管理组织的依据

《医院感染管理办法》（中华人民共和国卫生部令第 48 号）第六条规定：住院床位总数在 100 张以上的医院应当设立医院感染管理委员会和独立的医院感染管理科（部门），住院床位总数在 100 张以下的医院应当指定分管医院感染管理工作的部门，其他医疗机构应当有医院感染管理专（兼）职人员。

2. 医院感染管理体系

我国目前医院感染管理体系实行三级网络结构体系，由医院感染管理委员会、医院感染管理科（部门）和科室医院感染管理小组三部分组成，每个层级各司其职又密切配合，保证医院感染管理工作顺利开展。

3. 医院感染管理三级网络发挥的作用

（1）医院感染管理委员会是医院感染管理三级网络体系中的最高管理组织，研究、协调和解决有关医院感染管理方面的问题。会议讨论通过的重要议题以会议决议或医院文件形式下发，要求各部门执行。

（2）医院感染管理科（部门）在三级网络体系中起承上启下作用，对医院感染管理规章制度以及医院感染管理委员会决议的落实情况进行检查和指导，对医院感染及相关危险因素进行持续、有效的监测，将发现的问题及时反馈并提出整改建议，重大问题及监测结果向医院感染管理委员会报告，提请研究和解决。

（3）科室医院感染管理小组是三级网络体系中最基础的管理组织，是预防与控制医院感染的第一道防线。具体职责见本节相关内容。

（尹丽）

● 医院感染管理科（部门）应该是业务科室还是职能科室？医院感染管理人员的专业背景是什么？

医院感染管理科（部门）具体负责医院感染预防与控制方面的管理和业务工作，既有医院感染管理工作的管理职能，又有医院感染管理工作技术性和专业性特点，是集管理职能与业务技术于一体的职能科室。医院感染管理人员一般来自护理、公共卫生、临床医学、预防医学、流行病学和检验等相关专业。

（尹丽）

● 医院感染管理委员会由哪些人员组成？职责是什么？会议制度包括哪些内容？

1. 医院感染管理委员会的人员组成

医院感染管理委员会由医院感染管理科（部门）、医务部门、护理部门、临床科室、消毒供应室、手术室、临床检验部门、药事管理部门、预防保健科、设备管理部门、后勤管理部门及其他有关部门的主要负责人组成，主任委员由医院院长或者主管医疗工作的副院长担任。人数设置应根据医院规模、大小而定，不宜过多。

2. 医院感染管理委员会的职责

医院感染管理委员会的职责详见《医院感染管理办法》第七条。

3. 会议制度

（1）每年至少召开两次会议，进行医院感染管理工作总结、审议和研究下一步工作计划，讨论本院医院感染管理、职业暴露防护，以及传染病预防与控制方针、政策，协调和解决医院感染管理方面存在的问题。遇突发事件或紧急问题随时召开。

（2）会议议题由医院感染管理科（部门）准备并征求主管领导意见，由委员会秘书负责会议记录及会议纪要撰写，同时做好档案的收集工作。

（3）会议由主任委员主持，各委员到会并签名，因故缺席者向主任委员请假备案。

（4）会议对重大医院感染管理方针、政策实行表决制，表决通过的决议由医院感染管理科（部门）负责落实，各相关科室须遵照执行。

（李瑛　徐世兰）

● 临床科室医院感染管理小组由哪些人员组成？职责是什么？会议制度包括哪些内容？

1. 临床科室医院感染管理小组的人员组成

临床科室医院感染管理小组主要由医生和护士组成，病区负责人为本病区医院感染管理第一责任人，要求小组人员相对固定，医生宜具有主治医师以上职称。

2. 临床科室医院感染管理小组的职责

根据《病区医院感染管理规范》（WS/T 510—2016）中 4.1.3 要求做好医院感染管理的各项工作。

3. 会议制度

（1）定期召开科室感染管理会议，解决医院感染相关问题。遇特殊问题随时召开。

（2）会议由组长主持，小组成员全部参加并签名。

（3）指定专人记录会议内容并存档。

（李瑛　徐世兰）

● **临床科室医院感染管理兼职护士、医院感染管理兼职医生及全体人员在医院感染预防与控制中的职责是什么？**

1. 医院感染管理兼职护士的职责

医院感染管理兼职护士的职责包括但不限于以下几个方面：

（1）协助完成本科室医院感染预防与控制有关工作，指导各项规章制度的执行。

（2）督促指导各种医院感染预防与控制措施，如手卫生、消毒隔离、一次性医疗用品使用、无菌技术、多重耐药菌预防与控制、职业防护等的落实。

（3）配合协助医院感染或传染病例的标本采集和流行病学调查。

（4）负责本科室医院感染管理自查自纠，参与负责本科室医院感染监测数据的采集、记录和上报，分析并提出改进措施。

（5）协助组织科室医院感染管理例会，并负责记录例会内容，负责收集医院感染管理资料和信息，并向科室成员传达相关内容。

（6）组织本科室人员培训，指导患者、陪护、探视人员遵守医院消毒隔离制度，督促保洁员做好清洁消毒等工作。

（7）参加医院层面的医院感染管理培训、检查和其他医院感染预防与控制工作。

2. 医院感染管理兼职医生的职责

医院感染管理兼职医生的职责包括但不限于以下几个方面：

（1）督导本科室医院感染病例监测和传染病疫情报告工作。

（2）参与医院感染目标性监测，发现医院感染暴发流行趋势时，及时报告科主任和医院感染管理科（部门），积极协助专职人员进行流行病学调查。

（3）负责科室抗生素的合理使用和督促检查标本送检。

（4）负责对新上岗医生进行有关医院感染预防与控制知识和各项规章制度的教育培训。

3. 全体人员在医院感染预防与控制中的职责

全体人员在医院感染预防与控制中的职责详见《病区医院感染管理规范》中4.2对工作人员的要求。

（母绍琼　徐世兰）

● **可证明科室医院感染管理工作开展的依据是什么？包括哪些内容？**

1. 证明科室医院感染管理工作开展的痕迹

证明科室医院感染管理工作开展的痕迹是科室医院感染管理手册，通过查看手册的内容记录，可以发现科室管理工作开展是否到位。

2. 科室医院感染管理手册的主要内容

科室医院感染管理手册包括但不限于以下内容：医院感染管理小组职责，医院感染管理小组会议制度，医院感染管理小组成员名单，年度工作计划，年度培训计划，每季度医院感染管理小组会议记录（表1-1），每季度医院感染管理小组培训记录（内容见第二章第二节相关内容），每月医院感染管理自查及监督情况（表1-2），每月医院感染管理日常监管记录，环境卫生学及消毒灭菌效果监测结果，医院感染管理整改报告及指导意见，年度工作总结，等等。

表1-1　_____季度科室医院感染小组会议记录

会议时间	年　　　月　　　日	会议地点	
主持人		记录人	
参加人员：			
会议议题：			
会议内容：			
会议决议：			

注：会议内容包括但不限于：①自查及医院层面检查存在的主要问题及持续改进措施；②医院感染监测信息反馈；③本科室医院感染培训效果小结；④下一阶段科室医院感染管理工作重点等。

表 1-2 _____年____月科室医院感染管理自查及监管情况

1. 本月自查得分：　　　　　　 2. 本月监管结果：

项目		本月	上月	去年同期	变化情况	
					同比	环比
清洁消毒正确率						
手卫生	时机数					
	依从性					
	正确率					
医疗废物管理正确率						
多重耐药菌预防与控制措施执行正确率						

3. 存在的主要问题：

4. 原因分析：

5. 整改措施：

6. 效果评价：

科室主任签名：　　　　　　 科室医院感染管理兼职护士签名：

（夏红　徐世兰）

第二节　医院感染管理制度及应急预案

● 医院感染管理制度主要包括哪些？科室层面的制度应由哪个部门起草和审核？

1. 医院感染管理常用制度

目前医院感染管理制度主要包括但不限于：医院感染监测制度，医院感染散发、暴发报告制度，消毒灭菌效果监测制度，医院感染管理委员会会议制度，医院感染管理知识培训制度，消毒灭菌与隔离制度，一次性使用医疗用品管理制度，消毒产品管理制度，医务人员职业防护制度，手卫生制度，多重耐药菌医院感染预防与控制制度，空气净化管理制度，医疗废物管理制度，抗菌药物应用管理制度，以及各重点部门、重点科室的医院感染管理制度。

2. 科室层面制度起草和审核部门

无统一规定。为增强执行力，建议由科室医院感染管理小组根据医院感染管理制度，结合科室医院感染预防与控制工作特点起草拟订，由医院感染管理科（部门）组织审核通过。

（母绍琼　郝敏）

● **医院感染管理制度与标准操作规程有什么区别**？

医院感染管理制度是医院和部门根据国家的法律、法规、标准、规范、指南，结合医院实际情况制定的与医院感染相关的，要求所有人员共同遵守的准则，是对某项具体工作、具体事项制定的必须遵守的行为规范，具有一定的约束力。标准操作规程（Standard Operating Procedure，SOP）就是将某一事件的标准操作步骤和要求以统一的格式描述出来，用来指导和规范日常的工作，是经过反复实践总结或证实的，具有可操作的、最优化的操作程序。两者的区别在于制度属于管理性文件，而 SOP 属于技术性文件。制度具有行政管理能力，是必须执行的硬性规定，具有强制性；SOP 不具有强制性，起促进每项工作规范化、标准化的作用。

（郝敏）

● **如何理解评审要求"针对所有医疗活动和工作流程而制定医院感染管理制度或流程"？修改周期为多长**？

1. 制订医院感染管理制度或流程的方法

（1）建议由医院感染管理委员会组织相关人员组成编写小组，查阅文献，了解国内外医院感染预防与控制的要求和证据，熟读国家卫生行政部门颁布的各项规章制度和相关指南、专家共识，召开多学科、多部门讨论会进行内容确定。

（2）所列条款符合相关法律法规，并结合医院和科室实际情况，详细列出定义、适用范围、预防与控制方法等，使其具有实用性和可操作性。

（3）在拟订出初稿后，应再次召开专家讨论会，对制度和流程的合法性、可行性、可操作性进行充分论证。

（4）制度和流程在发布前，医院感染管理科（部门）应组织模拟实施，如先在1~3个科室试点，总结经验教训并修改完善，以便后期下发顺利执行。

2. 修改周期

对医院感染管理制度或流程的修改周期没有相关规定，建议定期（每两年或三年）修订。当医院情况发生变化或医院感染管理制度或流程不适合当前工作需要时，以及国家新出台标准、指南、规范时，需要进行实时修订。

（郝敏　乔甫）

● **消毒与隔离制度是分别拟定还是合并拟定？**

消毒与隔离制度分别拟定的首次提出是在原卫生部《三级综合医院评审标准实施细则》（2011年版）里。消毒制度的拟定依据是《医疗机构消毒技术规范》（WS/T 367—2012），隔离制度的拟定依据是《医院隔离技术规范》（WS/T 311—2009），但二者都应涵盖医院接触患者及其用物、血液、体液的部门，如病房、诊室、检验科、内镜室、手术室、消毒供应中心、体检中心、洗衣房等。

（苏超敏）

● **什么是应急预案？医院感染管理常用的应急预案有哪些？编制医院感染管理应急预案时应考虑的构成要素有哪些？**

1. 应急预案的定义

应急预案是在某件事可能发生之前针对该事件所做的多种假设的草案；是经过一定程序制定的，在发生各类突发意外事件时，医院及各部门应采取的应急行动（措施）的事先方案。

2. 医院感染管理常用的应急预案

（1）医院感染暴发应急预案。

（2）医务人员职业暴露应急预案。

（3）医疗废物流失、泄漏、扩散和意外事件应急预案。

（4）呼吸道传染病及新发或不明原因传染性疾病控制应急预案。

3. 编制医院感染管理应急预案时应考虑的构成要素

（1）总则：目标和依据、基本概念、适用范围。

（2）组织体系和职责（领导小组、救治专家组、预防与控制组）。

（3）监测、预警、报告、信息沟通和通报，预案的启动、响应与中止。

（4）现场控制、应急处理措施、医疗救治、消毒隔离与个人防护用品使用。

（5）保障措施：教育培训，应急设施、设备、药品、医疗器械、消毒隔离与个人防护用品，以及其他物资和技术的储备与调用，相关部门预防与控制措施落实的督导、检查。

（6）事件评估、评价（问题经验总结）。

（马英）

第三节　医院感染管理督查与考核

● **如何针对科室医院感染管理中的组织管理工作进行督查与考核？**

医院感染管理科（部门）定期进行督查与考核，可采用现场询问和查看的方式进行。其具体内容包括：

（1）科室是否有医院感染管理小组，成员名单是否完整或及时更新，是否组织活动。

（2）科室医院感染管理小组多久开一次会议，是否开展医院感染预防与控制相关知识的培训并做好记录。

（3）科室是否按要求每月开展自查，是否有针对自查问题的整改记录，医院感染管理监管工作原始资料和分析资料是否存档。

（4）科室对医院感染预防与控制督查发现的问题是否进行了整改。

（5）科室是否收集了本科室医院感染管理相关监测与监管资料、文件和信息。

（母绍琼　徐世兰）

● **如何进行医院感染管理质量考核**?

考核可采取定量、定性方式。例如，对科室手卫生依从性与正确性，多重耐药菌发病密度，传染病疫情报告正确率，医院感染例次、感染率进行定量考核；对医院感染预防与控制执行力情况，包括发生医院感染暴发或传染病院内传播发生，医院感染病例漏报、漏填，自查自纠交表是否及时，培训出勤，以及多重耐药菌预防与控制措施、无菌操作、消毒隔离、医疗废物处理、职业防护等执行情况进行定性督查考核。

（夏红　徐世兰）

● **怎样将医院感染管理纳入医院总体工作规划和质量与安全管理目标**?

（1）医院应有健全的医院感染管理质量体系，明确院长是第一责任人。

（2）医院应建立医院感染管理委员会，定期召开会议。一般每年不少于2次，并有记录。

（3）医院感染管理委员会应定期向医院质量与安全管理委员会做工作通报，为医院制订年度质量与安全管理目标及计划提供决策支持。

（4）医院的工作规划、质量考评、绩效考核目标中，应包含医院感染管理内容。

（5）应有医院感染管理专职人员开展目标性监测、全院综合性监测以及实施干预等工作记录。

（夏红）

第四节　医院感染管理的多部门协作

● **如何建立并实施医院感染管理有效的多部门协作机制**?

（1）需要发挥医院感染管理委员会的领导职能，明确各职能部门和科室的职责。

（2）在医院层面召开各种多部门、多学科参加的管理会议，提升对医院感染管理的重视。

（3）借助上级行政部门检查和各种评审、评价之机，强调"大院感""大学科"的概念。

（4）开展医院感染项目管理，将多部门、多学科人员纳入，增加合作和协作，为共同目标努力，体现一种共同的成就感。

（徐世兰　侯绍飞）

● 医院感染管理涉及多部门管理，包括哪些部门？各自职责是什么？

医院感染管理涉及的部门包括医务管理部门、护理管理部门、后勤设备部门、药剂科、检验科，各自的职责如下。

1. 医务管理部门

（1）协助组织医生和医技部门人员预防、控制医院感染知识的培训。

（2）监督、指导医生和医技人员严格执行无菌技术操作规程、合理应用抗菌药物、规范管理一次性医疗用品等有关医院感染管理的制度。

（3）当发生医院感染流行或暴发趋势时，统筹协调医院感染管理科（部门）组织相关科室、部门开展医院感染调查与控制工作；根据需要进行医生人力调配；组织患者治疗和善后处理。

2. 护理管理部门

（1）协调组织全院护理人员医院感染预防与控制知识的培训。

（2）监督、指导护理人员严格执行无菌技术操作、消毒、灭菌与隔离，一次性使用医疗用品的管理等医院感染管理有关的规章制度。

（3）发生医院感染流行或暴发趋势时，根据需要进行护士人力资源调配。

3. 后勤设备部门

（1）负责组织医院废弃物的收集、运送及无害化处理工作。

（2）负责组织污水的处理、排放工作，使其符合国家《医疗机构污水排放标准》（GB 18466—2005）要求。

（3）监督医院食堂、营养室的卫生管理工作，使其符合《中华人民共和国食品卫生法》要求。

(4) 对洗衣房的工作进行监督管理，使其符合医院感染管理要求。

4. 药剂科（根据医院情况设置）

(1) 负责本院抗菌药物的应用管理，定期总结、分析和通报应用情况。

(2) 及时为临床提供抗菌药物信息。

(3) 督促临床人员严格执行抗菌药物应用管理制度和应用原则。

5. 检验科

(1) 负责医院感染管理常规环境卫生学检测。

(2) 开展医院感染病原微生物的培养、分离鉴定、药敏试验及特殊病原体的耐药性监测，定期总结、分析，向有关部门反馈，并向全院公布。

(3) 发生医院感染流行或暴发时，承担相关检测工作。

（侯绍飞）

● 怎样激励科室主动开展医院感染预防与控制？

(1) 争取领导层的支持，完善医院感染管理制度与流程，责任职责到位，加强医院各类员工培训，采取多种方式建立医院感染管理文化，使全体工作人员转变传统观念，树立"我要做感染预防与控制"思想。

(2) 将医院感染管理的质量考核纳入科室绩效管理，提高科室对医院感染管理的重视，调动全员的积极性。

(3) 医院感染管理科（部门）利用各种机会多深入临床，制定有指导意义的制度与措施，帮助解决其医院感染预防与控制难题，提升医疗护理质量。

(4) 鼓励科室医院感染管理小组真正开展各种监测、监管与教育培训等活动，其工作开展好坏与年终评优绩效挂钩。

(5) 医院建立医院感染管理例会制度，及时反馈监测监管信息，布置工作，建立有效的双向沟通机制。

(6) 设置有职责和有地位的医院感染管理护士或兼职管理人员队伍，作为科室层面的"感染预防与控制专家"开展工作，对其角色和职业生涯给予精神和物质方面的认可，对科室层面医院感染预防与控制的开展起到促进作用。

（徐世兰　侯绍飞）

● 《三级综合医院评审标准》中有多少条款、条目涉及医院感染管理与持续改进？

《三级综合医院评审标准》涉及医院感染管理与持续改进的直接条款有8条、18款、122个条目。涉及医院感染管理的其他章节条款、条目共6章、25节、80款、340个条目。

（马英）

第二章 医院感染知识培训

第一节 培训计划及要求

● **各级各类人员医院感染管理的基本培训内容？重点培训内容？如何制订医院感染管理培训计划？**

1. 基本培训内容
(1) 医院感染管理相关法律、法规、规章、制度、标准等。
(2) 医院感染预防与控制的目的和意义。
(3) 职业安全与个人防护。
(4) 标准预防与手卫生。
(5) 医疗废物管理等。

2. 重点培训内容
(1) 临床医生：
1) 医院感染诊断标准及报告流程。
2) 医院感染暴发的识别与报告处置。
3) 抗菌药物合理应用。
4) 侵入性操作相关医院感染的预防与控制。
5) 多重耐药菌感染的治疗及其医院感染的预防与控制。
6) 医院清洁、消毒、灭菌、隔离及无菌操作技术。
7) 本院和本科室细菌耐药现状及多重耐药菌流行情况。

8）本专业常见医院感染的预防与控制。

9）涉及本专业的医院感染管理制度及流程。

（2）护理人员：

1）医院清洁、消毒、灭菌、隔离及无菌操作技术。

2）消毒、灭菌药械合理使用与监测。

3）重点部位医院感染的预防与控制。

4）多重耐药菌医院感染的预防与控制。

5）医院感染暴发的识别与报告处置。

6）环境卫生学标本采集与运送。

7）一次性医疗用品的使用管理。

8）本科室常见医院感染的预防与控制措施。

9）其他涉及本科室的医院感染管理制度及流程。

（3）检验人员：

1）实验室生物安全指南。

2）本科室医院感染的特点及预防与控制。

3）本科室仪器设备的清洁消毒方法。

4）涉及本专业的医院感染管理制度及流程。

（4）其他医技人员：

1）本科室医院感染的特点及预防与控制。

2）涉及本专业的医院感染管理制度及流程。

（5）行政后勤人员：本院及所管辖范围医院感染管理的要点和管理方法。

（6）工勤、保洁人员：

1）清洁程序及清洁方法。

2）消毒、隔离基本知识。

3）相关消毒药械的使用。

4）涉及本岗位的医院感染管理制度及流程。

（7）实习、进修及其他人员：参照上述基本培训内容及各专业重点培训内容。

3. 制订培训计划

将国家卫生行政部门要求和医院感染管理工作中发现的薄弱问题，作为本年度重点培训内容。根据培训内容确定培训对象，安排培训时间，选择培训教师。由培训教师根据培训内容和培训对象制订培训大纲，并编写培训讲义、课件和试卷，进行培训。培训计划模板见表2-1。在计划性培训基础上，建议预留2次或3次机动培训时间，用于安排工作中新发现或亟待进行强化培训的问题、医院新制定或修订的医院感染管理制度和流程，以及国家新颁布的医院感染管理相关法律、法规和标准规范的培训。

表2-1 _____医院感染管理培训计划

时间	名称	内容	培训对象	课程要求	培训方式	学时	授课教师	教材	考核方式
1月	医务人员专题培训	医院感染诊断和报告	医生	掌握医院感染定义、常见诊断标准及基本报告程序	现场讲授＋答疑	2	×××	医院感染诊断标准	现场考试
......									

（赵华）

● **医务人员传染性疾病知识的培训内容有哪些**？

（1）传染病防治的法律、法规、规章、技术操作规范。
（2）传染病防治知识与技能。
（3）传染病处置规范与处置流程。
（4）传染病流行动态、诊断、治疗、疫情报告、预防。
（5）职业暴露的预防和处理。
（6）传染病报告与预防控制相关制度与流程。

（赵华）

● **多重耐药菌预防与控制知识的培训内容有哪些**？

（1）多重耐药菌、泛耐药菌、全耐药菌的基本概念和判定方法。
（2）常见细菌耐药机制。
（3）纳入监测范围的多重耐药菌种类。
（4）多重耐药菌医院感染的预防与控制措施。

（5）多重耐药菌解除隔离的标准。

（6）本地区、本医院及本科室细菌耐药现状及多重耐药菌的流行病学特点。

（7）常见多重耐药菌感染的治疗。

（赵华）

● **《三级综合医院评审标准实施细则》（2011 年版）中需要 100％掌握的医院感染知识条款有哪些**？

需要 100％掌握的医院感染知识条款包括各种应急预案与流程、职业防护和职业暴露处置流程、医务人员传染病防治知识技能、医务人员传染病处置流程、医院感染暴发报告流程和处理预案、医务人员手卫生以及岗位相关的常用法律法规等。

（张敏）

● **医院感染知识培训形式有哪些**？

（1）医疗机构内部培训：

1）医院专题讲座：多媒体课堂讲授、课堂讨论。

2）科室小讲课与带教相结合培训：感染控制场景案例讨论和课堂讲授，以及带教实践操作培训。

3）网络视频培训：通过视频教学、网络答题进行。

4）自学：基础理论技能和法规，可按照要求进行自学。

（2）各地区岗位资质培训和继续教育项目培训。

（3）全国医院感染学术交流会、培训项目或研讨班。

（4）国际学术交流会议和培训项目等。

（张敏）

● **医院感染管理专职人员应接受哪些培训**？

医院感染管理专职人员应参加省级及以上岗位培训，主要接受医院感染管理专业理论、知识与技能，相关法律法规和标准规范的培训〔见《医院感染管理专业人员培训指南》（WS/T 525—2016）附录 A]。培训分为三个阶段，根据不同培训阶段和培训目标采取不同的培训方式，具体内容和要求参考《医院感染管理专业人员培训指南》。

（何丽英）

● 制订《医院感染知识应知应会手册》时应考虑纳入哪些内容？

制订《医院感染知识应知应会手册》时应考虑纳入但不局限于以下内容：

（1）医院感染管理体系、医院感染管理制度、科室医院感染管理小组工作制度。

（2）医院感染及医院感染暴发定义、报告流程。

（3）手卫生、标准预防概念与方法、多重耐药菌处置流程和预防与控制措施。

（4）医院物品消毒、灭菌管理和医疗废物处置流程。

（5）传染病报告流程、医务人员防护制度和职业暴露应急处置流程等。

（何丽英）

● 医院感染知识培训记录包括哪些项目？哪些资料需要存档？

1. 医院感染知识培训记录

医院感染培训记录包括培训日期、地点、培训者、参加人员、培训主题、培训图片、培训小结。建议记录参会人员的应到人数、实到人数、考试人数、合格人数和平均分等。

2. 存档资料

需要存档的资料包括培训计划、安排、通知、签到表、课件、图片、试卷、成绩统计和培训小结等。

（张静梅）

第二节　培训督查与考核

● **如何通过培训提升医院感染知识的知晓率**？

（1）建立医院感染知识岗位培训与考核制度。

（2）培训形式可多样化，外出参加国家、省级培训学习，医院组织各种学习班、讲座、知识问答，还可采用沙龙、品管圈、QQ 群、微信群等方式。

（3）内容分类汇编成册，以督查、抽问的形式反复强化，培训结果反馈科室并与绩效挂钩。

（李东静）

● **培训效果的评估方法有哪些**？

1. 从四个层面考察评估培训效果

（1）反应层面：为第一级评估，观察学员的反应，了解学员的主观感觉或满意度。

（2）学习层面：为第二级评估，着眼于对学习效果的测评，评估学员的学习成果。

（3）行为层面：为第三级评估，对学员培训前后的相关行为表现进行比较衡量。

（4）结果层面：为第四级评估，衡量医院感染发生情况的变化。

2. 评估培训反应和学习过程的方法

（1）现场评估法：①明确要通过问卷调查了解什么信息；②设计调查问卷；③进行预调查，并对问卷进行修改与完善；④正式实施问卷调查；⑤对回收的有效问卷资料进行分析；⑥报告调查结果。

（2）测试比较法：①根据培训内容设计两份难度相同的测试题目；②培训开始前采用其中一份测试题目对受训人员进行测试；③培训结束后采用另

外一份测试题目对受训人员进行测试；④比较两次测试结果；⑤报告调查结果。

（3）测验评估：①根据培训内容设计书面测试题目和操作测试题目；②培训结束后对受训人员进行测试；③报告调查结果。

（4）评估受训人员行为和工作绩效改变的方法：

1）考察比较法：①根据培训内容设计现场考察表；②科室现场考察员工的行为变化情况；③根据现场考察的结果评估培训效果；④报告调查结果。

2）访谈法：①决定需要何种信息；②设计访谈方案；③测试方案效果，必要时重新设计；④全面实施；⑤对访谈资料进行分析；⑥报告调查结果。

3）工作绩效评估法：①统计各类指标，如感染率、清洁效果、多重耐药菌报告率等；②与培训前进行对照，从定量的角度来衡量培训的成效；③报告调查结果。

（任小兵）

● 如何通过 OA 平台进行医院感染管理知识培训考核？

（1）计划阶段：针对目前医院感染管理中存在的薄弱环节，制订医院感染管理培训计划，并将计划的内容通过 OA（Office Automation，办公自动化系统）发送给各临床科室负责人及各科室医院感染管理兼职人员。

（2）实施阶段：根据制订的计划，通过以下措施实施。

1）建立健全医院感染管理机构。

2）提高硬件投入。

3）制订和完善相关制度。

4）对所有医务人员进行医院感染管理相关知识培训。

（3）检查阶段：编制各种检查表，通过 OA 平台发送给科室医院感染管理兼职人员，要求科室自查，并将自查结果再通过 OA 平台反馈给医院感染管理科（部门）。同时，医院感染管理专职人员不定期到各临床科室现场督查，并将督查结果通过 OA 平台反馈给各临床科室医院感染管理兼职人员及科室负责人。

（4）行动/处理阶段：通过各级各类的检查，找出医院感染知识培训工作中存在的问题，要求各个科室持续整改，并将持续整改的实施方案及结果通过 OA 上传到医院感染管理科（部门）。医院感染管理科（部门）以简报的形式向医院领导和各科室或部门进行反馈，并在医院感染管理委员会上进行反馈，对检查中存在的突出问题，依照医院感染质量检查标准进行扣分，并与科室绩效工资挂钩。同时根据整改情况，确定下一轮培训目标，通过 OA 平台发送到各相关临床科室。

（任小兵）

第三章　医院感染监测

第一节　医院感染监测概述

● 什么是医院感染监测？怎么分类？

1. 医院感染监测的定义

医院感染监测（nosocomial infection surveillance）是通过系统地观察医院感染的发生、分布及其各种影响因素，对监测资料进行分析并向有关人员反馈，及时采取防治策略和措施，然后对其防治效果和效益进行评价，不断持续改进的过程。

2. 医院感染监测的类型

医院感染监测分为全院综合性监测和目标性监测两种类型。

（1）全院综合性监测：是对全部住院患者和医护人员的医院感染情况及其相关危险因素的监测，主要包括医院感染发病率和漏报率监测、医院环境卫生学监测及消毒灭菌效果监测等。

（2）目标性监测：主要是对高危人群、高发感染部位等开展的医院感染及其危险因素的监测，目的是集中资源预防易发生且后果较重的人群或部位的医院感染。其主要包括：①重点部门如重症监护病房（ICU）、胸外科、新生儿病房等的监测；②特殊人群如新生儿、器官移植和血液净化患者等的监测；③特殊部位或操作如手术部位感染、导管相关血流感染、呼吸机相关肺炎、导尿管相关尿路感染等的监测；④细菌耐药性，如耐甲氧西林金黄色葡萄球菌（Methicillin-resistant *Staphylococcus Aureus*，MRSA）、耐碳青霉烯鲍曼不动杆菌（Carbapenem-resistant *Acinetobacter Baumannii*，CRAB）、耐碳青霉烯肠杆菌科细菌（Carbapenem-resistant *Enterobacteriaceae*，CRE）、耐碳青霉烯铜绿假单胞菌（Carbapenem-resistant *Pseudomonas Aeruginosa*，CRPA）、耐万古霉素肠球菌（Vancomycin-resistant *Enterococcus*，VRE）等多重耐药菌（Multi-drug Resistant Organisms，MDRO）的监测。

（邓艾　徐世兰）

● 涉及医院感染管理日常监测的项目包括哪些？

涉及医院感染管理日常监测的项目包括但不限于以下项目：①医院感染全院综合性监测、医院感染横断面调查（现患率调查）、医院感染环境卫生学监测、手卫生依从性和正确性监测、医院环境清洁监测；②重症监护病房医院感染、多重耐药菌株、手术切口感染等目标性监测；③传染病、突发公共卫生事件及科室聚集性事件监测等。

（徐世兰）

● 如何实施医院感染监测？

医院感染监测工作应在医院感染管理委员会领导下，建立医院感染监测体系，由医院感染管理科（部门）或医院感染专职监测人员负责组织实施日常监测工作。可通过以下步骤完成：

（1）评价医院可利用的监测资源。

（2）制订医院感染监测计划，明确监测目标。

（3）选择监测方法。

（4）医院感染诊断标准统一化、诊断过程标准化。

（5）确认监测的目标人群。

（6）确认目标人群数据源的可获得性。

（7）人员培训与沟通。

（8）按照流行病学基本原则系统地收集数据，汇总、分析和解释有意义的数据。

(9) 应用监测结果改进医院感染管理质量。

（邓艾）

● 医院开展医院感染监测应符合哪些要求？

《医院感染监测规范》（WS/T 312—2009）中明确规定：

(1) 新建或未开展过医院感染监测的医院，应先开展全院综合性监测，监测时间应不少于 2 年。

(2) 已经开展 2 年以上全院综合性监测的医院应开展目标性监测，且应连续 6 个月以上。

(3) 医院感染患病率调查应每年至少开展一次。

医疗机构应根据自身的特点、医院感染工作开展状况和医院的人力、物力准备情况，循序渐进、以点带面地逐步推行全院综合性监测和目标性监测。

（邓艾）

● 医院感染监测信息如何审核？

按照《医院感染诊断标准（试行）》（卫医发〔2001〕2 号）要求，医院感染管理专职人员负责对监测信息进行审核，确保相关信息的真实性和可靠性。

1. 核查对象

核查对象包括发生医院感染的患者、患者家属和医务人员。

2. 核查内容

(1) 患者情况：患者姓名、床号、入院日期、主管医生、发生感染日期、感染部位、病原体及耐药情况、入院前感染情况、入院前诊疗情况。

(2) 患者家属情况：家属姓名、家属探视的病区情况、病区内患者感染情况、家属探视时间、发生感染日期、感染部位、病原体及耐药情况、家属探视前的社区感染情况。

(3) 医务人员情况：医务人员姓名、科室、人群、发生感染日期、感染部位、病原体及耐药情况、科室内患者感染情况、医务人员感染前转科情况。

3．核查方式

（1）系统核对：通过医院信息系统（Hospital Information System，HIS）的医院感染报告系统查询患者信息，并通过医院检验科信息系统（Laboratory Information System，LIS）查询病原体的耐药情况。

（2）实地核对：到临床科室调查医院感染信息。

（邓艾　徐世兰）

第二节　医院感染病例监测

● **如何开展医院感染病例监测**？

医院感染病例的监测过程是对所有住院病例医院感染的发生、分布情况及危险因素等进行调查、登记和统计汇总，并对监测资料进行分析，及时向有关人员进行反馈，采取相应的防治对策和预防控制措施；同时医院感染管理科（部门）应对防治效果和效益进行评价，不断改进，以达到控制医院感染的目的。

（顾成武）

● **医院感染病例监测包括哪些内容**？

（1）全院综合性监测。

（2）医院感染科室监测。

（3）医院感染部位监测。

（4）医院感染高危科室、高危人群监测。

（5）医院感染危险因素监测。

（6）医院感染漏报率/错报率监测。

（7）医院感染暴发流行监测。

（8）细菌耐药性监测。

（9）其他相关监测。

（江冬萍）

● 医院感染发病率调查意义和方法是什么？

1. 医院感染发病率的调查意义

定期计算医院感染发病率，可以有效掌握一定范围和一定时期内医院感染的发生情况，及时发现医院感染的暴发和流行趋势，为采取有效的预防与控制措施提供依据，指明目的和方向。

2. 医院感染发病率的调查方法

（1）前瞻性调查：是一种主动监测方式。由医院感染管理专职人员通过调查流行病学史、症状、体征、实验室检查和影像学检查结果等了解感染发生情况，定期、持续地跟踪观察与记录正在住院患者或手术后出院患者的医院感染发生情况，及时发现医院感染预防与控制中存在的问题，并定期对监测资料进行总结与反馈。此调查方法能早期发现医院感染病例的聚集与流行，并能采取积极主动措施加以控制。

（2）回顾性调查：是一种被动调查方式。由医院感染管理专职人员或病历档案管理人员定期对出院病历进行查阅分析，以发现医院感染病例。

（江冬萍）

● 怎样进行医院感染横断面调查（现患率调查）？

（1）调查人员的配备与分工：由医院指定部门或医院感染管理科（部门）负责调查实施工作。调查人员由医院感染管理专职人员和各病区高年资医生组成，或通过卫生行政部门从其他医院抽调，也可以邀请其他医院的医院感染管理专职人员协助。根据调查患者数确定调查人员的数量，一般至少按每50张床位配备1名调查人员，需提前确定调查专家组成员和组长人选。调查前1～2日对参与调查人员集中培训，培训内容包括调查的目的、方法，调查表填写要求，诊断标准等。

（2）调查人员分组：每组3人或4人，采用调查人员随机分配调查科室、相互交叉调查或调查所在科室的方式。

（3）调查对象：为调查日0～24时所有的住院患者，包括调查日出院患者。调查日新入院患者不列为调查对象。

　　（4）调查步骤：①由 1 名内科医生和医院感染管理专职人员逐一对患者进行床旁询问和体格检查，每名患者至少 3 分钟，将医院感染者的诊断登记在床旁调查表上；②其他调查人员根据调查表上的名单逐一翻阅病历，具体查阅方法跟发病率调查相同；③填写患者的医院感染横断面（现患率）个案调查表，每项内容须填全不遗漏；④当对床旁调查和病历调查的医院感染患者的诊断有分歧时，由组长组织调查小组成员根据诊断标准讨论或请示专家组成员确定。

　　所有调查工作尽量在调查日完成，对有疑问或需要追踪的病例可于次日完成。医院感染管理专职人员负责核查调查表项目是否填写完整，并将资料按要求汇总上报。实际调查患者人数应达到应调查人数的 96％或以上。

（顾成武　邓艾）

● 医院感染漏报率调查的意义和方法分别是什么？

1. 医院感染漏报调查的意义

《医院感染管理质量控制指标》（2015 年版）中将医院感染漏报率作为医院感染管理质量控制指标之一。在等级医院评审中，医院感染漏报也是一项重要的评价指标。医院感染漏报率可以在一定程度上反映医疗机构对医院感染病例报告及医院感染监测、管理情况。同时可完善医院感染监测工作，提高医院感染上报资料的准确性，提升医院感染管理质量控制水平，全面真实地了解医院感染状况，及时发现医院感染暴发与流行，是实施医院感染预防与控制策略的重要前提。

2. 医院感染漏报督查方法

医院感染漏报率的督查应以主动筛查为主，一旦发现漏报立即要求补报，并加强报告依从性的管理。

（1）有相关信息系统：在院患者中有发热、微生物培养、血常规、胸部 X 线片等感染预警异常的病例应作为重点督查对象。

（2）无相关信息系统：①对微生物检验结果阳性者进行追踪；②重点督查住院时间长、有发热的患者；③定期到病案统计室对当日归档的病例进行回顾性调查；④定期对部分重点科室在院患者进行医院感染横断面（现患率）调查。

（顾成武）

● **如何提高医院感染上报率**？

（1）健全医院感染三级网络组织管理体系，明确各级人员岗位职责。健全医院感染各项监测管理制度如医院感染监测、报告制度，并注重制度的落实。

（2）根据医院感染上报制度及各医院情况，制订从临床科室到医院感染管理科（部门）的医院感染上报流程。

（3）通过培训、医院感染简报、医院感染管理专职人员深入病区等多种方式提高医生主动上报医院感染病例的意识。

（4）加大监测、监管力度。定期反馈一定时期的漏报率，可以具体到每一个科室或每一位医生的报告情况，将医院感染病例监测质量纳入医疗质量管理考核体系，定期奖优罚劣。

（刘莉　江冬萍）

● **如何提升医生对医院感染的判断能力**？

（1）通过多种形式培训强化医生对医院感染的判断能力。特别是对新进人员、业务知识欠缺的医生进行重点指导，把培训内容与现行工作结合，通过专题培训以及案例分析等形式进行。

（2）督导医生完善病程中医院感染相关病史、体格检查以及辅助检查等。

（3）加强医院感染管理专职人员与临床医生沟通互动，提高医生对医院感染的判断能力。

（江冬萍）

● **如何理解"通过医院感染风险、医院感染发病率变化改进诊疗流程"的含义**？

通过医院感染监测，收集数据统计分析，发现医疗护理过程影响感染的高危因素，从而采取针对性干预措施改进流程，降低或减少医院感染的发生。例如，医院感染发病率监测发现某科室手术部位感染发病率异常升高，通过文献资料查阅、案例调查分析及多科联合讨论，发现该科患者术前仍使用刀片刮毛备皮且术前一天甚至更长时间进行，可能为感染率变化的主要高危因素。于是按照《外科手术部位感染预防与控制技术指南》建议，科室采取将术前备皮改为手术当天在手术准备间进行并采用剪毛方式去除毛发等干预措施，一段时间后该科室手术部位感染发病率同比和环比显示都明显下降。

（江冬萍）

第三节　重症监护病房医院感染监测

● ICU 目标性监测的定义及内容？

1. ICU 目标性监测的定义

ICU 目标性监测是指针对重症监护病房（Intensive Care Unit，ICU）医院感染高危人群、高危环节、高发部位等开展的医院感染及其危险因素的监测，如 ICU 三管感染（导管相关血流感染、呼吸机相关肺炎、导尿管相关尿路感染）监测、多重耐药菌目标性监测等。

2. ICU 目标性监测的内容

（1）基本资料：监测月份、住院号、科室、床号、姓名、性别、年龄、疾病诊断、疾病转归（治愈、好转、未愈、死亡、其他）。

（2）医院感染情况：感染日期、感染诊断、感染与侵入性操作相关性（中心静脉插管、泌尿道插管、使用呼吸机）、医院感染培养标本名称、送检日期、检出病原体名称、药物敏感试验结果。

（3）ICU 患者日志：每日记录新入院患者数、住院患者数、中心静脉插管、泌尿道插管及使用呼吸机人数。

（黄梅）

● 如何对 ICU 监测患者进行病情评定？

病情评定每周 1 次，时间宜相对固定，由专人对当时住在 ICU 的患者按《医院感染监测规范》(WS/T 312—2009) 中附录 D. 1 "临床病情分类标准及分值" 进行病情评定，每次评定后记录各等级（A、B、C、D、E级）的患者数［具体要求参见《医院感染监测规范》(WS/T 312—2009) 附录 D. 1]。

（黄梅 邓艾）

● 如何开展 ICU 目标性监测？

(1) 宜采取主动监测，由专职人员监测和临床医务人员报告相结合的方式进行。

(2) 填写医院感染病例登记表。

(3) 填写 ICU 患者日志，见《医院感染监测规范》(WS/T 312—2009) 附录 D. 2。

(4) 填写 ICU 患者各危险等级登记表，见《医院感染监测规范》(WS/T 312—2009) 附录 D. 3。

(5) 及时认真填报各类医院感染目标监测表。

(6) 核实监测信息，按月汇总分析，将 "月分析" 上报医院质量管理部门并及时向科室反馈监测信息。按季度对监测信息进行分析总结，监测结果纳入医院感染管理简报进行全院公布。按年汇总分析总结全年监测情况，并对下一年监测重点及趋势进行预测。

（黄梅 邓艾）

● ICU 目标性监测资料和指标包括哪些？

1. ICU 目标性监测资料

ICU 目标性监测资料包括监测计划、监测方案、监测分析报告、月度总结分析反馈资料、感染风险评估及感染控制措施、三管监测表、重点环节、重点人群、高危因素监测。

2. ICU 目标性监测指标

(1) 同期住在 ICU 的患者总人数：指监测月份在第一天已住在 ICU 的患者数（即上月最后一天的患者人数），加上本月新入 ICU 总人数。

（2）同期住在 ICU 的患者日数：指监测月份每日住在 ICU 患者人数之和。

（3）同期患者使用呼吸机日数、中心静脉插管日数、留置导尿管日数：指监测月份每日使用该导管的患者住在 ICU 的日数之和。

（4）医院感染率：表达方式有两种，即病例（例次）感染发病率和患者（例次）日感染发病率。具体公式详见《医院感染监测规范》（WS/T 312—2009）附录 D。

（黄梅　邓艾）

● ICU 新入院和住院患者是否开展多重耐药菌主动筛查？

1. ICU 开展多重耐药菌主动筛查的理由

（1）是否开展主动筛查，取决于该多重耐药菌（MDRO）是否是 ICU 或者医院中的常见病原体，是否有过暴发，是否采取了其他措施仍不能控制。

（2）耐甲氧西林金黄色葡萄球菌（MRSA）感染防治专家共识（2011 年版）中提出：建议对 ICU 患者，在入院时进行鼻拭子筛查 MRSA。接触 MRSA 定植或感染者的医护人员，应筛查是否携带 MRSA。

（3）耐万古霉素肠球菌（VRE）感染防治专家共识（2010 年版）中提出：建议定期对医护人员，尤其是重点工作部门如 ICU 工作人员进行 VRE 定植的筛查。

2. ICU 开展多重耐药菌主动筛查的方法

（1）确定筛查细菌：根据医院监测情况确定需要筛查的目标细菌。

（2）确定筛查人群：如既往携带或感染过多重耐药菌、高龄患者、手术后、开放性伤口、免疫功能低下、接受各种侵入性操作、抗菌药物治疗效果不佳和留置各种导管的患者。

（3）选择采集部位：①多重耐药菌主动筛查通常选择细菌定植率较高且方便采集的 2 个或 2 个以上部位采集标本，以提高检出率；②MRSA 主动筛查常选择鼻前庭拭子，并结合肛拭子或手术部位取样结果；③VRE 主动筛查常选择大便、肛拭子样本；④多重耐药革兰阴性菌主动筛查标本常为肛拭子，并结合咽喉部、会阴部、气道内及手术部位的标本。

（邓艾　孙睿）

● **普通病区如何做三管感染监测**？

如果把全院纳入三管感染监测，工作量非常大，建议最好有信息系统支持。对涉及三管的科室，按照《重症监护病房医院感染预防与控制规范》（WS/T 509—2016）中器械相关感染的预防和控制措施进行管理，要求其每月上报三管使用人数和三管相关医院感染病例数，并且每日填写三管相关感染预防与控制措施依从性监测表。医院感染管理科（部门）每月监管，按季度统计分析。

（孙睿）

● **三管医院感染发病率以何为基线**？

目前无固定的三管医院感染发病率基线水平，各医疗机构可根据自身情况制订。推荐制订方法如下：

（1）以本地区同级医院的三管医院感染发病率作为基线。

（2）以本医疗机构以往较长时间段（一年及以上）的三管医院感染发病率作为基线。若本医疗机构以往三管医院感染发生情况比较少，可延长统计时间段；反之，可缩短统计时间段。

（3）若本医疗机构以往未开展三管感染监测，在开展三管感染监测后可进行为期半年的基线数据收集，以这半年的三管医院感染发病率作为基线。

（孙睿）

● **如何保证三管感染监测质量**？

（1）由医院感染管理专职人员和临床科室医院感染管理兼职人员组成三管感染监测小组，明确任务分工，互相监督。

（2）医院感染管理兼职护士负责每日填写患者日志及三管相关感染监测表，医院感染管理兼职医生负责督促本科室医生上报三管相关医院感染病例，医院感染管理专职人员负责每日审核三管相关医院感染病例上报情况及筛查漏报情况、患者日志填写情况、定期或不定期检查三管相关感染预防与控制措施落实情况。

（3）严格按照《重症监护病房医院感染预防与控制规范》（WS/T 509—2016）和《医院感染监测规范》（WS/T 312—2009）相关要求进行三管感染监测。

（4）医院感染管理科（部门）针对三管感染监测科室进行定期或不定期的监测培训。

（5）医院建立相关奖惩制度以保证三管感染监测质量。

（孙睿）

第四节 外科手术部位医院感染监测

● 什么是手术部位感染监测？

手术部位感染（Surgical Site Infection，SSI）监测是医院感染目标性监测的重要组成部分，通过对被选定手术类型的手术患者的监测，发现感染病例并进行统计分析，反馈给监测科室和手术医生，使临床医务人员了解监测组手术后患者发生感染的情况，从而主动查找原因并寻求解决的办法，有效地降低术后患者医院感染发病率。

（王丽雅　庄红娣）

● 手术部位感染监测的必要性？如何拟定监测方案？

1. 手术部位感染监测的必要性

从医院实际情况出发，并遵循以下原则：

（1）建立医院感染的监测体系，针对风险进行识别和预报。

（2）分析数据资料，确定与感染风险有关的流程、环节、因素。

（3）制订监测计划，主动和系统地发现医源性感染预防的重点。

（4）指导预防控制策略和措施的制订、落实，降低感染风险。

2. 手术部位感染方案的拟定

（1）管理层面要制订制度、流程，技术层面考虑重点人群、重点环节、高危因素、高发部位。

（2）确定监测目的、范围（对象）、时间、方法并进行反馈与总结。

（3）监测方案应包括监测定义、数据来源、分析方法、评价指标，依据监测结果，可进行效果评价和制订干预措施。

（4）监测的手术类型应结合医院实际情况，由外科医生和医院感染管理专职人员共同决定。

（王丽雅）

● 如何开展手术部位感染监测？

根据所在医院的实际情况确定。

（1）做好监测前各项准备，明确监测的手术类型，向手术室及相关科室说明监测的意义和方法，争取支持和配合。

（2）教育和培训相关医务人员，正确掌握外科手术部位感染的定义以及手术部位感染标本的正确采集方法等。

（3）明确各级人员职责与任务：

1）手术医生：①围手术期合理使用抗生素；②手术记录完整；③发现并记录手术部位异常患者，包括手术部位变化和体温异常等；④正确采集切口分泌物或引流液送检。

2）麻醉医生：认真填写麻醉记录单，记录手术时间、ASA评分等。

3）手术部位换药护士或医生：①观察手术部位；②换药前后严格进行手卫生；③严格遵守无菌技术操作原则及换药流程；④术后保持引流通畅并尽早拔管。

4）病区医院感染管理兼职护士：①每日查看护士交班报告，获得需监测病例填写《外科手术部位感染监测登记表》患者基本信息和手术信息；②做好手术患者的入院宣教及出院指导，发放出院指导表；③每日跟随医生查房，了解监测病例手术部位情况，跟随换药医生或手术部位换药护士查看异常手术部位情况，及时提醒医生送检，协同医院感染管理专职人员落实干预措施。

5）医院感染管理专职人员：①制订目标性监测方案，填写手术部位感染监测表，定期培训医务人员增强手术部位感染预防与控制理念和操作技巧；②每天了解被监测手术患者的情况，包括现场查看患者、关注手术部位换药、指导标本送检、查阅病历等；③电话随访出院患者；④对监测手术患者的信息进行审核统计分析，采用《医院感染监测规范》（WS/T 312—2009）附录C中公式计算手术部位感染发病率、不同危险指数手术部位感染发病率、外科医生感染发病专率、不同危险指数等级的外科医生感染发病专率，以及通过平均危险指数调整后获得的医生感染发病专率；⑤每月统计监测数据进行反馈，每季度形成统计分析报告并反馈，为下一步干预提供依据和参考。

（李诗雨　王丽雅）

● 如何针对监测做好手术部位感染的预防与控制？

定期（每月、每季）进行分析，发现问题，对存在的问题进行及时干预并改进。严格遵守《外科手术部位感染预防与控制技术指南》，做好术前、术中及术后感染预防与控制各项措施的落实。目前较普遍推行的集束化措施是"CATS"集束化策略，主要包括：① Clippers——规范毛发去除；②Antibiotics——规范预防性使用抗生素；③Temperature——维持围手术期正常体温；④Sugar——血糖控制。具体手术部位感染预防与控制措施参见本书第四章第三节相关内容。

（孙睿　侯绍飞）

● 《外科手术部位感染预防与控制技术指南》与病案首页手术部位分类不一致时怎样进行切口分类？

（1）《外科手术部位感染预防与控制技术指南》（下面简称《指南》）中外科手术切口分类为：清洁切口（Ⅰ类切口）、清洁 - 污染切口（Ⅱ类切口）、污染切口（Ⅲ类切口）、感染切口（Ⅳ类切口）。

（2）病案首页中手术部位分类为：有手术，但体表无切口或腔镜手术切口（0类切口）、无菌切口（Ⅰ类切口）、沾染切口（Ⅱ类切口）、感染切口（Ⅲ类切口）。

根据《抗菌药物临床应用指导原则》（2015年版）建议病案首页中手术切口Ⅰ类与《指南》中Ⅰ类相同，Ⅱ类相当于《指南》中的Ⅱ、Ⅲ类，Ⅲ类相当于《指南》中的Ⅳ类。开展手术部位感染的目标性监测，建议以《指南》中的手术切口分类为准。

（赵跃　孙睿）

● 如何进行手术部位感染监测随访？

住院期间做好患者的宣教，患者出院时填写《外科出院患者指导表》（应特别注意留存患者联系方式）。一式两份，一份交患者，一份由手术科室保存。注意告知患者手术后如有红肿、发热、化脓等异常情况及时联系。工作人员对所监测的手术患者根据监测项目，分别于患者出院 1、3、6、12 个月对其进行电话回访。具体内容包括询问患者出院或转院后是否发热，手术切口的恢复情况，如患者出现异常则进一步询问其切口有无渗液、是否做培养、是否行穿刺检查等信息，据此推测该患者是否发生手术部位感染。随访内容应尽量简单、突出重点，避免诱导式提问。

（赵跃　李诗雨　孙睿）

● 手术部位感染监测样本量不足，一年做一次分析行吗？

在选择监测手术类型时应考虑好样本量的问题，如样本量少，可以做小样本分析即特殊案例分析。一般建议每 3 个月或者每半年进行分析、总结和反馈，这样方便对存在的问题进行及时干预。

（赵跃）

● 术前备皮应注意哪些事项？

（1）在清洁皮肤的基础上使用适宜消毒剂对皮肤进行消毒。

（2）术前备皮尽量缩短时间，去除毛发应在手术当日进行，最好在手术开始前 2 小时内完成，原则上不推荐在手术间去除毛发，以免污染无菌区。

（3）确需去除手术部位毛发时，避免使用刀片剃除毛发，因易形成微小感染病灶，导致手术部位感染。使用不损伤皮肤的备皮方法如使用脱毛膏/剂脱毛或推剪剪毛，保持皮肤完整性，减少手术创面污染。但应注意脱毛膏/剂对过敏体质患者谨慎使用。

（4）一次性推剪刀头使用后按损伤性废物处置，可重复使用的手柄或刀头须"一人一用一消毒"。

（5）在病历上做好备皮方法、区域和时间的记录。

（赵跃　侯绍飞）

● 如何进行同类手术的外科医生感染发病专率比较？

由于影响外科手术后感染的风险因素多，单纯地比较外科医生感染发病专率不能科学地评价外科医生手术的质量水平，因此手术医生之间的 SSI 比较需在校正调整之后进行，医生调整手术感染部位专率可以排除手术危险因素的干扰。考虑 SSI 的发生涉及患者和手术操作两方面的因素，调整方法选用有代表意义的 3 项感染危险因素作为综合评分依据，即手术时间、切口清洁度、美国麻醉协会（ASA）评分。使用 75 百分位作为手术时间分级，切口清洁度估计手术部位微生物实际污染程度，ASA 评分代表患者易感性，更具可比性和可操作性。

（王丽雅）

● 最新的 I 类切口术前给药时间要求仍然是 0.5～2 小时吗？

I 类切口手术一般不预防性应用抗菌药物，确需使用时，要严格掌握适应证、药物选择、用药起始与持续时间，综合考虑决定是否预防性应用抗菌药物。为使围手术期预防性应用抗菌药物达到最大的效果，应遵循首次给药后当皮肤切开时血浆和组织中的药物浓度为最高的原则，减少术中可能出现的细菌污染给患者带来的感染危险。原《卫生部办公室关于继续深入开展全国抗菌药物临床应用专项整治活动的通知》（卫办医政发〔2012〕32 号）第六条规定：住院患者手术预防性应用抗菌药物控制在术前 30 分钟至 2 小时（剖宫产手术除外）使用。而美国疾病预防控制中心（Centers for Disease Control，CDC）的手术部位感染预防指南和我国《抗菌药物临床应用指导原则》（2015 年版）建议：静脉输注应在皮肤、黏膜切开前 0.5～1 小时内或麻醉开始时给药，在输注完毕后开始手术；万古霉素或氟喹诺酮类等由于半衰期长，为减少不良反应输注需较长时间，应在手术前 1～2 小时开始给药。因为万古霉素、氟喹诺酮类仅为少数人群选择，改为 0.5～1 小时对多数人群更为合理，且"0.5～1 小时"与"0.5～2 小时"并不矛盾，具体的给药时间应根据药物类别来决定。

（王丽雅　邓艾）

● Ⅰ类切口手术每月只有几十台的医院是否需要做目标性监测？

监测的项目可依据本院医院感染风险评估结果以及国内、国际共识的感染高风险部位或人群来确定，如存在医院感染风险就建议做，理由如下。

（1）监测是为了发现危险，严格监管，定期分析，及时干预，落实整改。

（2）监测数据和资料是医院感染管理工作的基础和前提，是医院感染管理效果评价的指标，监测数据容易获取且真实客观，能科学评价医院感染管理工作带来的临床效果。

（3）切口清洁度是影响外科手术后感染的一个危险因素，Ⅰ类手术切口感染率是评价手术质量和衡量医院外科诊疗水平的一个重要依据。感染发生往往与手术医生操作、手术时间、手术方式、引流管安置与通畅程度和术后切口护理有明显关系，可以通过目标性监测来降低。

（王丽雅）

● 哪类手术可列入目标性监测？

目前国家尚无对手术部位感染监测具体手术类型的要求，应参考国内外文献并结合医院自身的情况，选择手术危险因素高、有一定的手术量、感染后果较重且易于采取干预措施的手术类型做监测。根据国际医院管理标准（JCI）和现行法律法规、指南，开展目标性监测应找出那些与医院感染风险有关的流程环节，并结合患者的资料和信息进行风险评估，确定医院感染预防与控制的重点。如果医院感染风险评估结果证实某类手术是医院感染高风险部位、高风险因素且来自高风险科室，可以通过监测来降低手术部位感染风险，进一步保证患者安全而且有人力、物力、财力去开展这项工作，就可考虑将此类手术纳入监测。当然，手术监测类型不是一成不变的，应结合医院情况每年评估，将病例数少和感染率低的手术排除，根据新的风险评估结果重新确定监测类型。

（王丽雅　李诗雨）

● 医生在患者术后发热、血象升高早期及时用了抗生素，患者未再出现手术部位感染征象，能否诊断手术部位感染？

依据原卫生部 2001 年《医院感染诊断标准（试行）》，临床诊断表浅手术切口感染，需具有表浅切口有红、肿、热、痛，或有脓性分泌物及临床医生诊断的表浅切口感染两条之一即可诊断。临床诊断深部手术切口感染，需具有以下四条之一即可诊断：①从切口深部引流出或穿刺抽到脓液，感染性手术后引流液除外；②自行裂开或由外科医生打开的切口，有脓性分泌物或有发热（体温＞38 ℃），局部有疼痛或压痛；③再次手术探查、经组织病理学或影像学检查发现切口深层组织脓肿或其他感染证据；④临床医生诊断的深部切口感染。虽然手术部位感染征象是诊断手术部位感染的基础和前提，但依据上述诊断标准，临床医生可以根据相关症状和体征作出诊断，但应在病程记录中进行相关的分析判断记录，便于进行抗菌药物专项医嘱点评。

（王丽雅　邱永洁）

第五节　新生儿医院感染监测

● 新生儿常见的医院感染类型？

新生儿医院感染可由细菌、真菌、病毒、支原体、衣原体引起，主要常见类型如下。

（1）呼吸系统感染：主要见于机械通气相关肺炎（VAP），为新生儿病室（NICU）最常见并发症。

（2）血液系统感染：主要见于导管相关血流感染（Catheter Related Blood Stream Infection，CRBSI），病原菌以凝固酶阴性葡萄球菌、金黄色葡萄球菌、肠球菌感染为主。

（3）皮肤感染：以脐炎、脓疱疮最为常见。常见病原菌为金黄色葡萄球菌。

（4）消化系统感染：以鹅口疮、感染性腹泻最为常见。常见病原菌为白假丝酵母（白色念珠菌）、大肠埃希菌。

（王东）

● 初生新生儿肺炎是否属于医院感染？

按照原卫生部 2001 年《医院感染诊断标准（试行）》（卫医发〔2001〕号）规定，新生儿在分娩过程中和产后获得的感染属于医院感染，新生儿经胎盘获得（出生后 48 小时内发病）的感染，如单纯性疱疹、弓形虫病、水痘等不属于医院感染。因此，判断新生儿肺炎是否属于医院感染应根据感染时间段来确定。

（张静）

● 新生儿医院感染监测如何分组？

因为新生儿医院感染最重要的危险因素是婴儿的体重，据统计出生时体重每减少 500 g，医院感染的危险性增加 3%。因此，新生儿医院感染监测将新生儿按出生时体重分为 4 组：大于 2500 g、1501～2500 g、1001～1500 g、小于 1000 g。

（张静）

● 高危新生儿医院感染监测的内容和方法？

1. 高危新生儿医院感染监测的内容

高危新生儿医院感染监测的具体内容详见表 3-1。

2. 高危新生儿医院感染监测的方法

（1）监测开始前与微生物实验室、新生儿科等相关科室领导沟通监测的意义和方法，以取得支持和配合。

（2）对相关医务人员教育与培训：内容包括感染的诊断标准、新生儿医院感染预防措施培训与教育。

（3）根据医院情况制订医生、护士、微生物实验室技师和医院感染监测专职人员各自职责与任务和监测流程。

表 3－1 高危新生儿医院感染监测内容

序号	医院感染指标	计算公式
1	新生儿日感染率	$\dfrac{感染新生儿数}{新生儿总住院日数} \times 1000‰$
2	不同出生体重组新生儿日感染率	$\dfrac{不同出生体重组感染新生儿数}{不同出生体重组新生儿总住院日数} \times 1000‰$
3	平均住院日数	$\dfrac{新生儿住新生儿病室的日数}{同期住在新生儿病室的新生儿数}$
4	调整日感染率	$\dfrac{新生儿日感染数}{新生儿平均住院日数} \times 100\%$
5	脐或中心静脉使用率	$\dfrac{脐或中心静脉导管使用日数}{新生儿住院日数} \times 100\%$
6	呼吸机使用率	$\dfrac{呼吸机使用日数}{新生儿住院日数} \times 100\%$
7	总器械使用率	$\dfrac{（血管导管＋呼吸机）使用日数}{新生儿住院日数} \times 100\%$
8	不同出生体重组脐或中心静脉导管相关血流感染率	$\dfrac{不同出生体重组脐或中心静脉导管相关感染数}{新生儿脐或中心静脉插管日数} \times 1000‰$
9	不同出生体重组呼吸机相关肺炎感染率	$\dfrac{不同出生体重组呼吸机相关肺炎感染人数}{不同出生体重组新生儿使用呼吸机日数} \times 1000‰$

（4）医院感染监测专职人员须持续观察监测每例新生儿，发现医院感染者填写高危新生儿医院感染病例监测表（表 3－2）。新生儿转出新生儿科后，继续跟踪监测 48 小时，监测内容包括：医生病程记录、检验报告单、护理记录、体温单、患者情况、三管感染情况。

表 3－2　高危新生儿医院感染监测表

基本情况	新生儿病区		感染编号		姓名	
	住院号		年龄		性别	
	入院时间				住院天数	
	出院时间					
	诊断	1. 2.				
	出生体重	□≤1000 g　　　　□1001～1500 g □1501～2500 g　　　□＞2500 g				
	预后	□治愈　　　□好转　　　□无效　　　□死亡				
感染情况	感染日期		感染部位	相关侵入性操作		
	＿＿年＿＿月＿日			□脐部/中心静脉插管　　□使用呼吸机		
	＿＿年＿＿月＿日			□脐部/中心静脉插管　　□使用呼吸机		
	＿＿年＿＿月＿日			□脐部/中心静脉插管　　□使用呼吸机		
病原学检查	标本：＿＿＿＿　　　送检时间：＿＿年＿＿月＿＿日　　病原体：＿＿＿＿＿ 敏感药物：＿＿＿＿＿＿＿＿＿＿＿＿＿＿＿＿＿＿＿＿＿＿＿＿＿＿ 耐药药物：＿＿＿＿＿＿＿＿＿＿＿＿＿＿＿＿＿＿＿＿＿＿＿＿＿＿					
	标本：＿＿＿＿　　　送检时间：＿＿年＿＿月＿＿日　　病原体：＿＿＿＿＿ 敏感药物：＿＿＿＿＿＿＿＿＿＿＿＿＿＿＿＿＿＿＿＿＿＿＿＿＿＿ 耐药药物：＿＿＿＿＿＿＿＿＿＿＿＿＿＿＿＿＿＿＿＿＿＿＿＿＿＿					

调查者：＿＿＿＿＿＿　　　　　登记时间：＿＿＿＿年＿＿＿月＿＿＿日

3. 数据整理、分析及反馈

（1）专人负责每日填写，避免遗漏，及时整理完善数据。

（2）如发现数据缺失，及时查找原因，并进行分析，采取整改措施。

（3）每季度小结，发现问题及时与临床沟通。

（4）向新生儿科室反馈监测资料及报告，提出整改措施，以减少感染发生。

（王东）

● 新生儿监测需要主动筛查多重耐药菌定植吗？筛查方法？

1. 需要主动筛查新生儿多重耐药定植菌的理由

根据《新生儿病室建设与管理指南（试行）》（卫医政发〔2009〕123号）第二十条规定，建议对新生儿病室的新生儿主动进行常规多重耐药定植菌筛查。因为细菌的定植率代表发生细菌感染的风险性，虽然定植的细菌种类与发生感染的病原菌未必完全相同，但对住院新生儿进行定植菌监测，对后期发生的严重医院感染有预警作用。

2. 新生儿多重耐药定植菌筛查的方法

在新生儿入院时常规采集鼻咽拭子或痰标本或肛拭子，主动筛查多重耐药定植菌，对筛查出多重耐药定植菌的患儿，及时采取接触隔离，落实医院感染预防与控制措施，能有效降低医院感染发病率。

（郑熙琳）

● 如医院无专门新生儿病室，如何进行新生儿医院感染监测？

针对部分医院设置有产科而未设置专门的新生儿病室，建议将新生儿医院感染及其危险因素常规纳入监测：①医院感染发病率；②各种器械使用率及其相关感染发病率；③不同体重组新生儿日感染调整率；④处于不同危险因素的新生儿医院感染发病率等。通过统计分析发现新生儿医院感染危险因素，及时采取控制措施，并且可应用监测结果不断改进医院感染管理质量。

（刘莉）

第六节　环境卫生学监测

● **环境卫生学监测项目与频次是什么？监测报告内容包括哪些？**

1. 环境卫生学监测项目与频次

环境卫生学监测与消毒灭菌效果监测实质上都属于消毒卫生质量监测的范畴，习惯上的环境卫生学侧重于为患者提供安全的诊疗环境，而消毒灭菌效果侧重于为患者提供安全的器械与物品。部分项目如使用中消毒剂、织物、清洁用品与卫生洁具、污水等与环境卫生和消毒灭菌效果都有关联，并且不能进行明确的界限划分。本书将织物、清洁用品与卫生洁具归入环境卫生学部分，将使用中消毒剂、污水归入消毒灭菌效果监测。常规环境卫生学监测的主要内容与频次见表 3－3。

表 3－3　常规环境卫生学监测的主要内容、频次与依据

监测对象	监测项目	监测频次	监测依据
空气	菌落总数	1. 感染高风险部门每季度 2. 洁净场所新建、改建、更换高效过滤器后	GB 15982—2012 GB 50333—2013 WS/T 367—2012 WS/T 313—2013
物体表面		重点部门每季度	
工作人员手		重点部门每季度	
织物	感官	每批次	WS/T 508—2016
	pH 值	需要时	
	微生物：细菌菌落总数，大肠菌群、金黄色葡萄球菌等指标菌	需要时或怀疑与医院感染暴发有关时	
清洁用品与卫生洁具	致病菌	需要时	WS/T 367—2012

　　注：重点科室（部门）包括手术室、产房、导管室、血液病病区、移植病房、层流洁净病房、烧伤病区、重症监护病房、新生儿病室、母婴室、血液透析中心（室）、消毒供应中心、内镜中心（室）、感染性疾病科、口腔科等。

　　普通科室一般情况下不常规做环境卫生学监测，当怀疑医院感染流行或暴发与环境卫生学有关时、新建或改建完工时、需要进行清洁或消毒效果验证或进行动态效果观察时，应进行监测。

　　一些特殊场所如消毒供应中心、中央空调系统、洁净实验室、生殖中心、静脉输液配置中心、超净工作台、生物安全柜等环境卫生学监测要求遵循相应标准规范规定。

2. 环境卫生学监测报告内容

　　医院环境卫生学监测报告主要内容参考表3-4。

表3-4　×××医疗机构检验检测报告

〔2016〕XD检字第××号

采样人　　　×××　　　　　　　　　　　　　　　检测类别　　　×××

采样日期 2016-05-18　　　检测日期2016-05-18-25　　　报告日期2016-06-08

检测及评价依据：GB 15982—2012《医院消毒卫生标准》，GB 27951—2011《皮肤消毒剂卫生要求》，WS 310.3—2016《医院消毒供应中心 第3部分：清洗消毒及灭菌效果监测标准》，GB 18466—2005《医疗机构水污染物排放标准》；《血液净化标准操作规程（2010版）》，YY 0572—2015《血液透析和相关治疗用水》……

一、空气细菌污染检验结果

部门	样品	洁净级别	检验项目				
			细菌总数		致病菌		
			结果	卫生标准	××菌	××菌	卫生标准
产房	隔离分娩室空气	—	2.9 CFU/（皿·15min）	≤4.0 CFU/（皿·15min）	/	未检出	不得检出
	无菌间	—	1.6 CFU/（皿·5min）	≤4.0 CFU/（皿·5min）	/	/	/
手术室	第六手术间周边区	6	1.9 CFU/（30min·Φ90皿）↑	≤1.5 CFU/（30min·Φ90皿）	/	/	/
……							

二、物体表面（手）、使用中消毒剂等检测结果

采样点		样 品	检验项目				
			细菌总数		致病菌		
			结 果	卫生标准	××菌	××菌	卫生标准
手术室	第三手术间	麻醉机表面	<1 CFU/cm²	≤5 CFU/cm²	/	/	不得检出
		0.5%碘伏	9 CFU/ml	≤50 CFU/ml	/	/	不得检出
血液透析中心	透析大厅	6号机表面	12 CFU/cm² ↑	≤10 CFU/cm²	未检出	未检出	不得检出
		×××手	<1 CFU/cm²	≤10 CFU/cm²	/	/	不得检出
		8号机透析液	80 CFU/ml	≤200 CFU/ml	/	/	不得检出
	水处理间	反渗水	67 CFU/ml	≤100 CFU/ml	/	/	不得检出
……							

三、消毒后医院污水检验结果

部门	采样点	粪大肠菌群（MPN/L）		
		结果	预处理标准	排放标准
污水站	南区出水口	0	≤5000	≤500
……				

卫生学评价：

本次抽检××、××、××的空气、物体表面、工作人员手等样品，除血透中心6号机表面细菌总数外，其余检验结果符合 GB 15982—2012《医院消毒卫生标准》要求；

抽检洁净手术室××、××的空气细菌浓度，除第六手术间周边区细菌总数外，检测结果符合 GB 50333—2013《医院洁净手术部建筑技术标准》相关要求；

抽检××、××使用中皮肤消毒剂，细菌总数检验结果符合 GB 27951—2011《皮肤消毒剂卫生要求》；

抽检血透中心反渗水、透析液，反渗水细菌总数符合 YY 0572—2015《血液透析和相关治疗用水》规定的干预限值，透析液检验结果符合《血液净化标准操作规程（2010年版）》要求；

消毒处理后医院污水粪大肠菌群检验结果符合 GB 18466—2005《医疗机构水污染物排放标准》要求。

本报告仅对本次抽检样品负责

以下空白

检验/评价：   审核：
　　　　年　月　日   　　年　月　日
　第　页　共　页

（卢杰　邓小华）

● 常见监测采样时机和样品送检时限的规定是什么？

常见监测采样时机参见表 3－5。送检时限规定：送检时间不得超过 4 小时，若样品保存于 0～4 ℃条件下，送检时间不得超过 24 小时。

表 3－5　常见监测的采样时机

项目	采样时机
空气微生物污染检查	Ⅰ类环境在洁净系统自净后与从事医疗活动前采样，Ⅱ、Ⅲ、Ⅳ类环境在消毒或规定的通风换气后与从事医疗活动前采样
物体表面微生物污染检查	潜在污染区、污染区消毒后采样，清洁区根据现场情况确定，在消毒处理后从事诊疗活动前采样
医务人员手卫生	在手卫生后，在接触患者、从事医疗活动前采样
皮肤消毒效果	达到消毒作用时间后及时采样
物品或医疗器材	在消毒或灭菌处理后，存放有效期内采样
消毒剂	分库存消毒剂和使用中消毒剂，使用中的消毒剂采样时机为使用中更换前
紫外线灯辐照强度监测	开启紫外线灯 5 分钟后
清洁用品	消毒后、使用前
透析治疗用水	工作状态时在供水回路末端或混合室入口处，或透析器再处理设备入口处

（卢杰）

● 如何判定医院环境卫生学监测结果？

1. 空气和物体表面

（1）应符合《医院消毒卫生标准》（GB 15982—2012）中各类环境空气、

47

物体表面菌落总数卫生标准和《医院洁净手术部建筑技术标准》（GB 50333—2013）中洁净手术部用房的分级标准（空态或静态）要求。

（2）《软式内镜清洗消毒技术规范》（WS 507—2016）规定诊疗室、清洗消毒室空气、物体表面细菌总数与《医院消毒卫生标准》（GB 15982—2012）中Ⅲ、Ⅳ类环境要求一致。

（3）《医疗机构消毒技术规范》（WS/T 367—2012）规定洁净手术部、其他洁净场所应遵循《医院洁净手术部建筑技术标准》（GB 50333—2013），其他与《医院消毒卫生标准》（GB 15982—2012）基本一致。

2. 手卫生

（1）卫生手消毒后手表面的菌落总数小于或等于 10 CFU/cm²。

（2）外科手消毒后手表面的菌落总数小于或等于 5 CFU/cm²。

3. 织物

（1）普通织物：《医院医用织物洗涤消毒技术规范》（WS/T 508—2016）中织物卫生标准规定：感官整洁、干燥，无异味、异物、破损，pH 值 6.5～7.5。《医院消毒卫生标准》（GB 15982—2012）中低度危险性物品卫生标准规定：细菌菌落总数小于或等于 200 CFU/件（CFU/g 或 CFU/100 cm²），不得检出致病性微生物。

（2）用于建立手术、深静脉置管等有创操作无菌屏障的织物应无菌。

（3）用于保护性隔离患者的织物应根据危险程度满足相应的卫生标准。

4. 清洁用品与卫生洁具

清洁用品与卫生洁具不得检出致病菌。

（卢杰　邓小华）

● **影响监测采样的主要因素有哪些**？

1. 监测采样人员

监测采样人员应不断更新相关知识，掌握标本的采样方法与要求，熟悉消毒设备和消毒剂性能并指导采样部门做好消毒和准备工作。检验人员具备熟练的检测技能等。

2. 监测采样设施设备

（1）正确准备采样平皿、试管或试剂、培养基等。

（2）确认采样仪器设备处于良好完备状态。

（3）按标准、规范要求布局实验室工作环境，采取必要隔离措施，防止交叉影响和污染。

3．采样过程质量控制

（1）人员要求：应根据场所类别正确穿戴并做好手卫生。

（2）采样时机：在正确的时机采样，如空气监测时室内要静止 10 分钟后进行采样，洁净环境应有空白平皿作对照。如涉及暴发流行调查，尽可能对未处理的环境或物品进行采样。

（3）采样方法：选择正确的方法采样。

（4）送检时间：标本采集后应在规定时间内尽快送检（参见本节相关内容）。

（5）整个采样前准备、采样过程、运输过程和检验环节均应严格执行无菌技术操作。

4．检测结果质量保证

（1）正确配备设备种类，其技术性能和数量，满足相应检测规范要求和工作量需要。

（2）实验室应在规定条件下进行检验，严格遵循实验室安全操作和无菌操作。

（3）定期进行检验内部质量控制。

（4）检验人员正确操作。

（5）确保量值溯源性。

（孙菊华）

● 医院环境卫生学常规监测是否需要做致病菌检测？

医院环境卫生学常规监测可不进行致病菌检测。在疑似医院感染暴发、医院感染暴发调查或工作中怀疑微生物污染时，应进行目标微生物检测。依据流行病学调查初步推断的可疑感染病原体来确定需监测的致病菌种类，如金黄色葡萄球菌、铜绿假单胞菌、沙门菌属细菌、肠杆菌属细菌或病毒等。

（孙菊华）

● **非洁净手术室空气消毒效果监测采样如何布点？采样高度为多少？**

非洁净手术室空气消毒效果采样采用平板暴露法，采样高度距地面80~150 cm，布点上方避免遮挡物。室内面积小于或等于30 m²，设内、中、外对角线3点，外点应距墙1 m处。室内面积大于30 m²，设四角和中央5点，4角的布点部位应距墙1 m处，如图3-1所示。

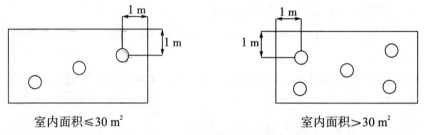

图3-1 平板暴露法采样布点图

室内面积≤30 m²　　　　　　　室内面积＞30 m²

（孙菊华）

● **不同级别洁净手术室空气细菌浓度采样分别如何布点？采样高度分别为多少？**

1. 洁净手术室空气细菌浓度采样布点要求

（1）洁净手术室空气细菌浓度采样有浮游法和沉降法两种，布点位置都要与尘粒计数布点位置一致（表3-6）。沉降法还要同时满足《医院洁净手术部建筑技术标准》（GB 50333—2013）对于沉降法最小培养皿数的要求（表3-7），每室或每区加设1个对照皿。当送风口集中布置时，应对手术室中心区和周边区分别布点。当送风口分散布置时，全室统一布点，避开送风口正下方。

表3-6　洁净手术室尘粒计数测点位置

区域	最少测点数	手术区图示
Ⅰ级洁净手术室手术区和洁净辅助用房局部100级区	5点	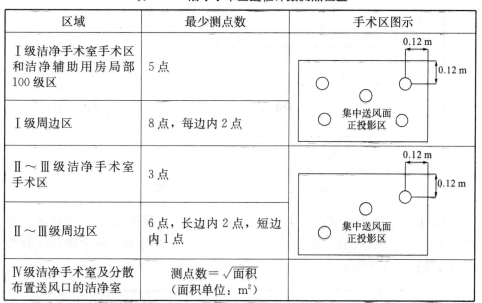
Ⅰ级周边区	8点，每边内2点	
Ⅱ～Ⅲ级洁净手术室手术区	3点	
Ⅱ～Ⅲ级周边区	6点，长边内2点，短边内1点	
Ⅳ级洁净手术室及分散布置送风口的洁净室	测点数＝√面积（面积单位：m^2）	

注：测点数不少于3点。

表3-7　沉降菌最小培养皿数

被测区域洁净度级别	每区最少培养皿数 ［培养皿直径90 mm（Φ90），以沉降30分钟计］
5级	13
6级	4
7级	3
8级	2
8.5级	2

注：如沉降时间适当延长，则最少培养皿数可以按比例减少，但不得少于含尘浓度的最少测点数。采样时间略低于或高于30分钟时，可进行换算。

（2）沉降法因不需要特殊设施而被广泛使用，下面是各级别洁净手术室沉降法检测空气细菌浓度最少布点位置示例（以沉降30分钟计）。

1）Ⅰ级洁净手术室：手术区5级放置13点，周边区6级放置8点（每边内2点），外加1个对照皿，最少培养皿数22个，如图3-2所示。

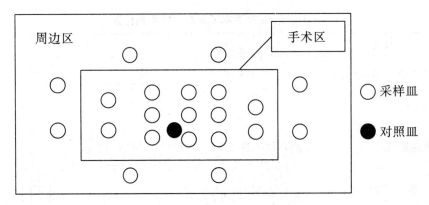

图3-2 Ⅰ级洁净手术室布点图

2）Ⅱ级洁净手术室：手术区6级放置4点（双对角布点），周边区7级放置6点（长边内2点，短边内1点），外加1个对照皿，最少培养皿数为11个，如图3-3所示。

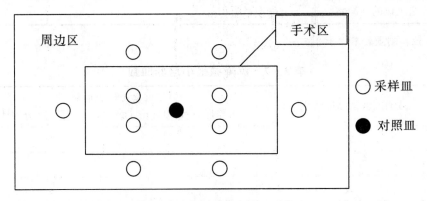

图3-3 Ⅱ级洁净手术室布点

3）Ⅲ级洁净手术室：手术区7级放置3点（对角布点），周边区8级放置6点（长边内2点，短边内1点），外加1个对照皿，最少培养皿数为10个，如图3-4所示。

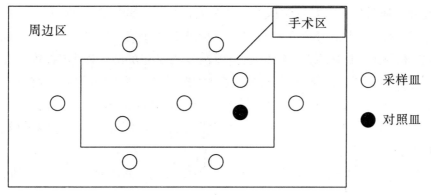

图 3-4 Ⅲ级洁净手术室布点图

（4）Ⅳ级洁净手术室：洁净度 8～9 级，全室统一布点（避开送风口正下方），外加 1 个对照皿，最少培养皿数 4 个，如图 3-5 所示。

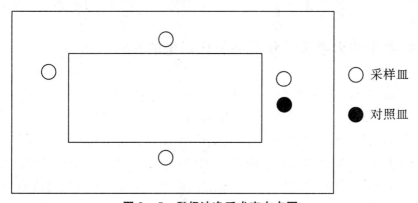

图 3-5 Ⅳ级洁净手术室布点图

2. 采样高度

沉降法可布置在地面上或不高于地面 0.8 m 的任意高度平面。浮游法布置在离地面 0.8 m 高的平面。

（孙菊华 邓小华）

● 当怀疑医院感染流行或暴发与环境卫生和消毒灭菌相关时如何进行监测采样？

当发现医院的某区域医院感染发病率上升，怀疑医院感染暴发时，可根据不同的感染性疾病，对可疑感染源、传播媒介以及环境等采样监测，以证实传播途径，或评价干预措施的消毒效果。采集样本后除了常规做菌落计数检测外，还需根据怀疑导致医院感染暴发的目标致病菌进行致病菌检测。

（1）当怀疑医院感染暴发与空气/飞沫传播有关时，可采取空气采样监测。但此法检测出目标病原微生物的可能性较低，主要目的是针对其消毒效果而言。

（2）当怀疑医院感染暴发通过接触传播时，可对可疑的传播媒介进行采样监测。主要选取高频接触表面采样，如床单位周围、床头柜、门把手、电源开关、治疗车等。证实性采样应在消毒前进行，评价消毒效果的采样应在消毒后进行。

（3）当怀疑医院感染暴发通过手接触传播或与消毒剂有关时，应进行消毒剂采样监测。

相应的采样方法参见《医院消毒卫生标准》（GB 15982—2012）中 A. 2.2.2、A. 3.3、A. 6.2。

（吴春霖　邓小华）

● 关于洁净手术室年检是怎样规定的？

《医院空气净化管理规范》（WS/T 368—2012）规定，应根据洁净房间总数合理安排每次监测的房间数量，保证每个洁净房间能每年至少监测一次，检测项目与判定应符合《医院洁净手术部建筑技术标准》（GB 50333—2013）的要求（参见本节相关内容）。原四川省卫生厅在《四川省医疗机构洁净手术部验收和年检的规定》中要求：医疗机构对投入使用的洁净手术部（室）院内监测每月不少于 1 次，各级卫生行政部门卫生监督机构对洁净手术部日常监督和抽检每年不少于两次。

（邓小华）

第七节　消毒灭菌效果监测

● 医疗机构消毒灭菌效果监测的内容是什么？监测频次？

由于清洁是一种机械清除污染物的过程，其质量是消毒效果的基础和保证，也应纳入消毒效果监测。医疗机构常用消毒灭菌效果监测的内容和频次见表3-8。不推荐常规开展灭菌物品的无菌检查,当流行病学调查怀疑医院感染事件与灭菌物品有关时,可进行相应物品的无菌检查。

表3-8 医疗机构常用消毒灭菌效果监测的内容和频次

监测对象		监测内容(项目)		监测时间、频率	监测依据
清洗质量监测	器械、器具和物品清洗质量	日常监测		在检查包装时	WS 310—2016
		定期抽查		每月(每次至少3~5个待灭菌包)	
		清洗效果评价		定期	
	清洗消毒器	日常监测		每批次	
		定期监测(清洗效果测试物)		每年	
		清洗效果验证或评价(遵循生产厂家的使用说明或指导手册)		清洗消毒器新安装、更新、大修、更换清洗剂、改变消毒参数或装载方法时,清洗物品或清洗程序发生改变时	
消毒质量监测	湿热消毒	温度与时间或 A_0 值		每次	
		消毒器的温度、时间等主要性能参数检测		每年	
	化学消毒	消毒时的时间和温度		每次	
		消毒剂		见"使用中消毒剂"栏	
	消毒后直接使用物品	消毒效果监测		每季度(每次3~5件代表性物品)	
灭菌质量监测	压力蒸汽灭菌	物理监测	日常监测	每次	
			灭菌参数定期监测	每年	
		化学监测	B-D试验	每日开始灭菌运行前	
			包外化学监测	每包(透过包装袋可直接观察包内化学指示物颜色变化的除外)。	
			包内化学监测	高度危险性物品包每包,快速程序灭菌每次	
		生物监测		每周,采用新的包装材料和方法时	
		压力表和安全阀检测		定期	

续表 3-8

监测对象		监测内容（项目）		监测时间、频率	监测依据
灭菌质量监测	干热灭菌	物理监测	日常监测	每次	WS 310—2016
			灭菌器温度检测	每年	
		化学监测	包外及包内	每包，未打包物品每次	
		生物监测		每周	
	低温灭菌	环氧乙烷、过氧化氢低温等离子、低温蒸汽甲醛	物理监测	每次	
			化学监测（包外及包内）	每包	
			生物监测	环氧乙烷每批次	
				过氧化氢低温等离子每天	
				低温蒸汽甲醛每周	
		其他	要求及方法应符合国家有关标准		
使用中紫外线灯		辐照强度		定期（一般每3～6月）	S/T 367—2012 WS/T 510—2016
		辐照度计检定		每年	
内镜/使用中消毒剂/污水/小型压力蒸汽灭菌器		参见本章及十四章相关内容			

（张静　邓小华）

● 使用中消毒剂如何监测？判定标准是什么？

1. 使用中消毒剂的监测方法

（1）化学监测：也称浓度监测。连续使用的消毒剂每天使用前应进行有效浓度监测，可采用符合国家规定的消毒剂浓度试纸（卡）进行监测。

（2）生物监测：也称染菌量监测。用无菌吸管按无菌操作方法吸取1.0 ml 被检消毒剂，加入 9 ml 中和剂（表 3-9）中混匀。用无菌吸管吸取一定稀释比例的中和后混合液 1.0 ml 接种平皿，将冷却至 40～45 ℃的熔化营养琼脂培养基每皿倾注 15～20 ml，于 36 ℃±1 ℃恒温箱培养 72 小时，计数菌落数。怀疑与医院感染暴发有关时，进行目标微生物检测。消毒剂染菌量计算公式：消毒剂染菌量（CFU/ml）＝平均每皿菌落数×10×稀释倍数。

表 3 - 9　不同消毒剂采样时的中和剂选择

消毒剂种类	中和剂
醇类、酚类消毒剂	普通营养肉汤
含氯消毒剂、含碘消毒剂、过氧化物消毒剂	含 0.1% 硫代硫酸钠
氯己定（洗必泰）、季铵盐类消毒剂	含 0.3% 聚山梨酯（吐温）80 和 0.3% 磷脂酰胆碱（卵磷脂）
醛类消毒剂	含 0.3% 甘氨酸
含有表面活性剂的各种复方消毒剂	3% 聚山梨酯 80，或采用该消毒剂中和剂鉴定试验确定的中和剂

2. 使用中消毒剂的监测判定标准

使用中消毒剂监测依据、指标、频次与判定标准详见表 3 - 10。

表 3 - 10　使用中消毒剂监测

监测对象			依据	指标与结果判定	监测频次
浓度监测（化学监测）	用于内镜消毒		参见本节内镜消毒监测相关问题		
	其他用途	稳定，连续使用	GB 15982—2012	有效浓度符合产品及使用要求	每天使用前
		不稳定，易挥发，如含氯消毒剂、过氧乙酸等	WS/T 367—2012 WS/T 510—2016	有效浓度符合产品及使用要求	每次配制后使用前
染菌量监测（生物监测）	使用中皮肤消毒剂		GB 15982—2012	菌落总数应符合相应标准要求	重点部门每季度
			GB 27951—2011	菌落总数 ≤ 50 CFU/ml（g）、霉菌和酵母 ≤ 0 CFU/ml（g）、不得检出致病菌（金黄色葡萄球菌、铜绿假单胞菌、乙型溶血性链球菌）用于破损皮肤的消毒剂应无菌生长	
			WS/T 367—2012	菌落总数 ≤ 10 CFU/ml	
			WS/T 510—2016	菌落总数 ≤ 100 CFU/ml	

续表3-10

监测对象		依据	指标与结果判定	监测频次
染菌量监测（生物监测）	使用中灭菌剂	WS/T 367—2012	无菌生长	
		GB 15982—2012	菌落总数 0 CFU/ml	
	其他使用中消毒剂	GB 15982—2012 WS/T 367—2012	菌落总数≤100 CFU/ml，不得检出致病性微生物	
酸性氧化电位水		WS/T 367—2012	有效氯含量 60 mg/L pH 值 2.0～3.0 ORP（氧化还原电位）≥1100 mV	每次使用前
重点部门：参见本章表3-3				

常规可不进行致病性微生物检测，当怀疑被污染时或医院感染与使用中消毒剂或灭菌剂相关时应及时监测，并检测目标微生物。

（刘竹　田晶）

● 小型压力蒸汽灭菌器的灭菌质量如何监测？监测频次？

参见《医院消毒供应中心第 3 部分：清洗消毒及灭菌效果监测》（WS 310.3—2016）4.4.2 压力蒸汽灭菌的监测相关内容。

（刘竹　田晶）

● 综合医院和传染病医院污水应监测哪些指标？监测频次？哪些情况下不需要监测余氯？

1. 医院污水监测指标

目前医疗机构污水排放和监测执行《医疗机构水污染物排放标准》（GB 18466—2005），应先根据所在医疗机构性质、污水排放的去向确定需要执行的标准，再根据执行标准和污水处理工艺确定需要监测的项目，制订监测计划。详见《医疗机构水污染物排放标准》（GB 18466—2005）表2综合医疗机构和其他医疗机构水污染物排放限值（日均值）。

2. 医院污水监测频次

监测项目确定后，应按《医疗机构水污染物排放标准》（GB 18466—

2005) 的要求落实监测,监测频次见表 3 - 11。

表 3 - 11 医疗机构水污染物监测频次

监测项目		监测频次
接触池出口总余氯		每日不少于 2 次(间歇式消毒处理每次排放前监测)
粪大肠菌群数		每月不得少于 1 次
肠道致病菌和肠道病毒	沙门菌	每季度不少于 1 次
	志贺菌	每年不少于 2 次
	其他	同时收治的感染患者中为同一种肠道致病菌或肠道病毒的甲类传染病患者数超过 5 人,或乙类传染病患者数超过 10 人,或丙类传染病患者数超过 20 人时,应及时监测该种传染病病原体
结核分枝杆菌		结核病医疗机构根据需要监测
pH 值		每日不少于 2 次
化学需氧量(COD)浓度		每周 1 次
悬浮物(SS)浓度		每周 1 次
其他污染物		每季度不少于 1 次

注:收治传染病患者的医院应加强对肠道致病菌和肠道病毒的监测。

3. 余氯监测的要求

医疗机构污水排放并不都需要监测余氯,只有采用含氯消毒剂消毒的工艺控制才需要进行总余氯监测,采用其他消毒剂对总余氯不作要求。

(张静 邓小华)

● 如何保障使用中空气或床单位三氧消毒机的消毒效果?

(1)使用中空气三氧消毒机的消毒效果保障:

1)按使用说明书进行安装、操作和维护,处理容量适合消毒空间大小。

2)电源电压稳定性、环境温湿度高低对空气三氧消毒机的消毒效果均会产生影响,使用时注意检查,根据说明书采取措施或调整消毒程序。

3)采用空气三氧消毒机应在封闭空间、无人状态下进行空气消毒,采用大于或等于 20 mg/m³ 的臭氧,作用 30 分钟以上。消毒后应开窗通风 30 分钟以上,待臭氧浓度减低到容许浓度以下,人员方可进入室内。

4)每年对臭氧浓度监测,监测浓度应达到 20 mg/m³(由设备厂家监测)。

5）消毒后空气中细菌浓度应符合相应环境卫生学标准要求。

6）不同厂家不同型号设备需参照产品说明书及消毒产品安全评价报告执行监督。

（2）使用中床单位三氧消毒机的消毒效果保障：

1）各品牌型号的床单位消毒机消毒效果，应根据产品说明书及消毒产品安全评价报告进行操作维护和监管。

2）使用消毒密封袋时需扎紧袋口，压边部分不得少于 30 cm，避免三氧消毒机气体泄漏影响消毒效果。

（3）每次使用前确认消毒输气管与袋口连接完好，无泄漏。

（4）在封闭空间对床上用品消毒时，相对湿度大于或等于 70％、温度 18.5 ℃±1 ℃效果最佳。

（5）每年对臭氧浓度进行监测，监测浓度应达到该设备规定的水平，一般需大于或等于 60 mg/m³（由设备厂家监测）。

（6）必要时对消毒后床单位表面进行微生物学监测（特殊感染）。

（张静）

第四章　医院感染风险评估

第一节　风险评估概述

● **什么是风险与风险管理？医院为什么要开展风险管理？**

1. 风险与风险管理的定义

风险是指在某一特定环境下，在某一特定时间段内某种损失发生的可能性和后果的组合，包括伤害的发生频率和严重程度。风险管理是指如何在一个有风险的环境里把风险可能造成的不良影响减至最低的管理过程，包括风险评估、风险控制、风险回顾三个方面。

2. 医院开展风险管理的必要性

（1）医疗风险存在于整个诊疗过程中，可能导致损失和伤残事件的不确定性或可能发生医疗事故、差错、意外、并发症以及由上述因素导致的医疗纠纷、诉讼等一切不安全事件。

（2）防范医疗风险隐患，是保障医疗质量和安全的核心管理内容。

（3）我国《三级综合医院评审标准实施细则》（2011 年版）在改进医疗质量，保障患者安全等方面，更加注重医疗风险的预测，要求医院实施院、科两级风险评估，加强对意外事件的风险防范与管理，以最大限度地降低医疗风险发生的可能，对医疗风险管理的规范化实施起到促进作用。

（张玉琼　李静）

● 什么是风险评估？风险评估的目的是什么？等级医院评审标准为什么要求进行医院感染风险评估？

1. 风险评估的定义

风险评估是风险管理的重要组成部分，包括风险识别、风险分析和风险评价三部分。风险评估是采用科学的程序和方法，在风险识别的基础上，客观地对风险事件及风险因素发生率及后果严重程度进行分析，用评价指标进行量化评估，并据此确定风险的高低或可能造成的损失大小，找到关键风险，为重点处置这些风险提供科学依据的过程。

2. 风险评估的目的

风险评估的目的旨在为有效的风险应对提供基于证据的信息和分析。寻求既通过了解风险、把握风险，对风险做出防范，又达到降低风险、减少损失、提高安全投资效益的目的。

3. 医院感染风险评估纳入等级医院评审标准的原因

医院感染的发生会给医院及患者造成各种损失与伤害，与医疗质量和患者安全密切相关。然而，近年来医院感染管理和决策的复杂性和难度日益增加，需要引入风险管理的理念，系统化、科学化开展医院感染高风险部门、高危因素及重点环节的风险评估，找到关键风险并重点处理，提高医疗质量，保障医疗安全。运用风险评估技术，优选措施方案，可以将有限的资源应用到关键的医院感染预防与控制环节中，优化卫生资源的配置，强化风险防范能力，有效地防范医院感染的发生。因此，我国等级医院评审标准实施细则中，明确提出对医院感染较高风险的科室进行风险评估，并要求制订针对性的预防与控制措施，降低或消除医院感染风险。

（张玉琼　李静）

● 医院感染风险评估的步骤包括哪些？开展的层面和频率？

1. 医院感染风险评估的步骤

（1）根据风险管理要求确定医院实际的风险评估计划，制订适合医院的个体化评估方案。

（2）通过分析监测活动收集到的数据评估医院感染风险，设立院科两级风险评估小组。

（3）针对医院重点部门、重点部位、重点环节的医院感染相关危险因素，按照规范的风险评估步骤进行识别、分析、评价。

（4）根据医院感染发病率及严重程度的影响，对已经被筛选出来的危险因素进行优先排序，依照风险值及相应的标准判定各风险事件的等级。

（5）确定医院感染预防与控制工作的重点和干预措施，制订医院感染监测与预防控制计划，合理配置有限资源，落实防范措施和应对方案。

（6）最后通过定期回顾总结分析，评价持续改进效果。

2. 医院感染风险评估的开展层面和频率

风险评估分院、科两级进行，医院感染管理科（部门）负责医院层面的风险评估，同时指导并参与重点科室的风险评估。

目前国家相关规范对医院感染风险评估频率无明确规定，应根据医院实际情况定期开展。可先对全院的风险项目进行一次总体评估，再对各重点科室分别进行针对性评估。一般医院层面一年至少开展一次或当影响因素发生了显著变化时重新评估，重点科室及重点医院感染预防与控制项目建议每半年进行风险评估或效果评价。

（张玉琼　李静）

● 医院感染预防与控制年度计划和方案制订前是否需要进行风险评估？

医院感染预防与控制年度计划和方案制订前需要进行风险评估。因为医院感染管理目标本质上是风险管理，医院感染的风险可能因地理位置、社区环境、医院提供的服务以及所服务人群的特征和行为等众多因素的影响而发生变化，制订医院感染预防与控制年度工作计划前需要适时进行风险评估，即针对风险源及医院感染高危因素进行判断、识别，确定工作重点，才能制订出既有高度又贴合实际的医院感染预防与控制年度计划，有效、有序地开展医院感染预防与控制工作。

（张玉琼　李静）

第二节 风险评估工具与方法

● 常用风险评估工具有哪些？

医院感染管理风险评估常用工具为德尔菲法检查表、头脑风暴法、结构化访谈、失效模式与效应分析（FMEA）、风险指数、因果分析等。在实际操作中将多种方法相结合进行风险评估，能大大提高风险评估模型的科学性，准确、高效地获得预期风险评估效果。

（常洪美）

● 怎样进行风险识别并列出风险评估清单？

风险识别是发现、列举和描述风险要素的过程。风险管理人员对"人、机、料、法、环"五个方面可能产生的危害进行危险源辨识。实际操作过程中常综合运用以下几种方法：

（1）风险清单法：对照相关法律法规、规范、标准（如手术室、重症监护病房、新生儿病室、血液透析室、消毒供应中心、内镜清洗消毒等国家相关建设指南和行业标准）要求的具体内容，发现存在的风险点或风险环节，整理列入风险评估清单。

（2）现场检查法：通过风险评估团队现场督查发现的问题，识别风险因素或环节，整理列入风险评估清单。

（3）经验或监测总结法：依据科室的业务范围和感染特性，分析医院感染监测资料，找出重点环节、重点人群、高危因素三方面存在的风险，列出风险评估清单，再由风险评估小组成员实施风险评估。

（常洪美）

● 医院感染风险评估表有何要求？

风险评估表无固定格式，依据风险评估方法的选择进行不同的设计。一般应注明评估年度、日期，以及评估机构，列出风险事件（因素）等项目，具体参见表 4-4 内容。

（常洪美）

● 血液透析医院感染的风险点有哪些？

（1）不合理的布局流程：①清洁区、污染区及其通道未分开；②感染患者未能分区分机进行隔离透析；③感染患者无专门的透析用品车；④相关物品标识不清楚；⑤由于人员短缺，不能实现感染透析患者的护理人员相对固定。

（2）未严格执行环境清洁消毒隔离措施：①诊疗区域通风不良；②环境、物体表面清洁消毒不规范或执行有缺陷；③患者用物未做到一人一换；④诊疗用品用后未执行一用一清洁一消毒。

（3）未严格执行透析机内部和外部的消毒或消毒措施执行有缺陷。

（4）透析耗材的管理不规范：①一次性透析器或透析管路、穿刺针复用；②乙型肝炎、丙型肝炎、HIV、梅毒等血源性感染患者复用透析器；③复用透析器的消毒处理、检测、储存、标识等存在不规范。

（5）水处理系统日常监管和清洁消毒措施执行有缺陷：①未定期对水处理系统进行冲洗消毒和水质检测；②每次冲洗消毒后未测定管路中消毒剂残留量；③未定期对透析液搅拌桶和盛装容器清洗消毒，未定期更换搅拌桶滤芯等。

（6）未严格执行透析患者的就诊流程与接诊制度，未对所有初次透析的患者进行乙型肝炎病毒、丙型肝炎病毒、梅毒、HIV 感染的相关检查和每半年复查 1 次。

（7）未严格落实标准预防措施，防护用品配备不足，医务人员手卫生依从性低。

（李晓红）

● 重症监护病房医院感染的风险点有哪些？

1. 患者的易感性

（1）各种基础疾病：重症监护病房（ICU）的患者基础疾病较多、病情复杂,如糖尿病、肿瘤、肾衰竭等是医院感染的高危因素。

(2)疾病的严重程度:患者疾病的严重程度与医院感染呈明显的相关性,ICU的患者以危重症为主,所以医院感染的发生率较高。

(3)免疫抑制剂、H_2受体拮抗剂及质子泵抑制剂的应用:免疫抑制剂的应用使患者的免疫功能下降,容易发生医院感染。H_2受体拮抗剂及质子泵抑制剂的使用可使胃液 pH 值升高,诱发医院感染。

(4)抗菌药物的使用:抗菌药物的广泛应用和不合理使用,可破坏体内的正常菌群,增加细菌耐药性。

2. 侵入性操作

侵入性操作可使人体防御屏障被破坏,成为病原微生物的入侵门户。并且随着侵入性操作置管时间的延长,留置导尿管相关感染、动静脉插管相关感染、呼吸机相关感染的发生率逐渐增加。

3. 环境及医疗仪器的污染

(1)环境的污染:ICU 多为卧床、意识障碍、四肢活动障碍的患者,其排泄物中的病原微生物可形成气溶胶播散,造成空气传播。工作人员的检查及治疗不规范操作可能造成病原菌的接触传播。

(2)使用的仪器设备如呼吸机及其管道消毒不彻底,可造成感染的传播。

4. 肠外营养

完全胃肠外营养破坏了肠道菌群的微生态平衡,正常菌群的生物拮抗作用被削弱,成为医院感染的危险因素。

5. 耐药菌株增加

造成 ICU 医院感染的病原菌多为耐药菌。抗菌药物的使用加重了细菌耐药性的产生,因此在治疗上具有更大的难度。为治疗这些难治性医院感染,大量应用广谱抗菌药物,后者又进一步加重了细菌耐药性的产生,形成恶性循环。

6. 其他

(1)布局不合理:ICU 床单位面积过于狭小,不利于做好消毒隔离工作,易造成交叉感染。

(2)各项诊疗护理操作频繁,手卫生的依从性及无菌操作技术的规范性受到影响。

（3）个别医务人员常以工作繁忙为理由忽视医院感染管理工作，造成医院内交叉感染发生。

（邓艾）

● 什么是风险分析？怎样分类？怎样确定后果？

1. 风险分析的定义

风险分析是对识别出的风险进行定性或定量的分析，为风险评价和风险应对措施提供信息支持。风险分析不仅要考虑导致风险的原因和风险源，风险事件的正面和负面的后果及其发生的可能性，影响后果和可能性的因素，不同风险及其风险源的相互关系，以及风险的其他特性，还要考虑现有的控制措施及其有效性。

2. 风险分析的分类

根据风险分析的目的、获得的信息数据和资源，风险分析可以是定性的、半定量的、定量的或以上方法的组合。一般情况下，首先采用定性分析，初步了解风险等级和揭示主要风险，然后适时进行更具体的定量的风险分析。

3. 风险分析的后果和可能性确定

风险分析的后果和可能性可通过专家意见确定，或通过对事件或事件组合的结果建模确定，也可通过对实验研究或可获得的数据的推导确定。对后果的描述可表达为有形或无形的影响。在某些情况下，可能需要多个指标来确切描述不同时间、地点、类别或情形的后果。一般要求全体风险评估小组成员参加，从以下几个方面确定：①查文献分析该风险因素是不是医院感染的主要因素；②分析本院医院感染监测数据，确定该风险因素是否是医院感染的主要因素；③分析本院医院感染质量控制督查中是否存在该问题。

（付婷婷）

● 什么是失效模式与效应分析？

失效模式与效应分析（Failure Mode and Effect Analysis，FMEA）是

67

一种预应式风险管理方法，通过确认、分析和记录系统内可能存在的失效模式，探讨系统内潜在失效原因及造成的影响，并针对系统潜在问题提出适当的预防措施或改进方案。FMEA技术用于医院感染管理的风险评估，其目的主要是防患于未然、设计屏障、降低损害，积极降低医院感染发病率。

（张玉琼）

● 怎样使用 FMEA 进行风险分析？

（1）组织风险评估小组，采用 FMEA 方法对风险事件进行量化评估，包括风险事件（因素）、发生可能性（P）、后果严重程度（S）、目前准备程度（D）、风险优先系数（RPN）和风险等级 6 个变量。

（2）评估风险发生可能性（P）：参考监测获得的已知数据、有关机构的统计数据、专家评价等，对风险事件发生的概率进行评估。可将风险事件发生的概率分为不同等级并分别赋值，详见表 4-1。

表 4-1　风险发生可能性量化表

风险发生分级情况	风险发生的可能性（P）	量化分值	概率范围[1]	描述[2]
分三级	高	3	[66.7%，100%]	预期会发生
	中	2	[33.4%，66.7%]	可能会发生
	低	1	[0%，33.4%]	很少会发生或从未发生过
分四级	很高	4	[75%，100%]	发生的可能性很大
	高	3	[50%，75%]	预期会发生
	中	2	[25，50%]	可能会发生
	低	1	[0%，25%]	很少会发生或从未发生过

注：（1）可获取确切概率时，根据不同风险发生概率离散程度确定具体分三级或四级。

（2）无法获取确切概率时，可仅凭"描述"，给予量化分值。

（3）评估风险后果的严重性（S）：具体量化方法见表 4-2。

表4-2　风险产生后果严重程度量化表

严重程度	量化分值	风险后果	描述
高	3	a	极易引起医院感染暴发
		b	对医院的财产经营活动造成重大影响
		c	极易造成医疗工作中断，严重影响医院声誉
中	2	a	可能引起医院感染暴发
		b	可能对医院的财产经营活动造成较大影响
		c	可能造成医疗工作中断，对医院声誉有一定影响
低	1	a	不易引起医院感染暴发
		b	对医院的财产经营活动有较小影响
		c	不易造成医疗工作中断，对医院声誉影响小

（4）评估风险的可测性（D）：目前准备情况，具体内容见表4-3。

表4-3　风险可测性（准备程度）量化表

目前准备程度	量化分值	风险后果	描述
未准备	3	d	欠缺相关制度流程
		e	没有相关方法或途径对该事件的发生进行监测
		f	无相关人员、物资配备，未进行培训，发生该事件后无法应对
准备情况一般	2	d	有相关制度流程，但未及时修订、欠合理或可操作性低
		e	对该事件虽进行了监测，但灵敏度低，不能够及时发现
		f	有人力、物力储备，但不充分或培训不到位，发生该事件后能处置，但效果不好
准备情况良好	1	d	相关制度流程完善
		e	对该事件进行了监测且能够及时发现，监测灵敏度高
		f	人力、物力储备充足、培训到位，发生该事件后能积极妥善处置

（5）评判风险的级别，优先解决高风险因素，实施针对性预防与控制。具体参见本章风险评价和风险预防与控制相关内容。

（付婷婷）

● 什么是风险评价？怎样实施？

1. 风险评价的定义

风险评价是将风险分析的结果与组织的风险准则比较，或者在各种风险的分析结果之间进行比较，确定风险等级，以便做出风险应对的决策。如果该风险是新识别的风险，则应当制定相应的风险准则，以便评价该风险。

2. 风险评价方法

根据 FMEA 确定的风险评估分值（参见本节"怎样使用 FMEA 进行风险分析"题目的内容），确定权重和进行风险级别评判，选择并确定优先监控顺序。

（1）方法一：权重分值可简单按风险的严重性（S）、风险发生的可能性（P）、风险的可测性（D）分为高、中、低 3 个等级，对应的风险系数分值为 3、2、1。根据权重分值计算出风险优先系数（RPN）：风险优先系数（RPN）＝严重性（S）×风险发生的可能性（P）×风险的可测性（D）。RPN 最小值＝1（S）×1（P）×1（D）＝1，RPN 最大值＝3（S）×3（P）×3（D）＝27。RPN 越大，风险水平越高。根据失效模式与效应分析：RPN 大于或等于 18，风险水平定为高；RPN 为 9～18，风险水平定为中；RPN 小于 9，风险水平定为低。

（2）方法二：若不同的风险事件（因素）发生的概率变异性大，评估条目较多，简单的等级划分不能满足筛选需求时，可将风险发生的可能性（P）根据某风险事件的概率分布参照表 4-1 进行等级划分与赋值，将风险的严重性（S）和风险的可测性（D）参照表 4-2、表 4-3 进行多维度的等级划分与赋值。再根据表 4-4 计算风险优先系数（RPN），RPN＝$P \times S \times D$，其中 $S＝a+b+c$，$D＝d+e+f$。将风险结果按照 RNP 系数由高到低排序（表 4-4），根据 RPN 值的大小判断是否有必要进行改进，确定改进的轻重缓急程度。按照标准将风险等级为高的列为优先干预的项目，中等的列为次要干预项目，分阶段进行干预。可在一个风险评估周期中将优先和次要两个等级的拟干预项目纳入风险应对措施实施计划表中。

表4-4 医院感染风险事件评估表

风险事件 (因素)	发生概率 (P)	后果严重程度 (S)			目前准备程度 (D)			风险优先系数 (RPN) $P \times (a+b+c) \times (d+e+f)$	风险等级
		a	b	c	d	e	f		
A	1	1	1	1	2	3	2	21	低
B	2	1	2	1	1	3	1	40	低
C	3	1	3	1	3	2	1	90	中
D	1	2	1	2	3	2	2	35	低
E	2	3	3	1	3	3	3	108	高
F	3	3	3	3	2	1	1	108	高
……									

注：若风险发生概率、后果严重程度、目前准备程度均分为三级，则风险优先系数的范围为 [9，243]，其具体风险等级可根据拟干预计划安排划分为高、中、低三级，分级标准为高风险 [96，243]，中风险 [45，90]，低风险 [9，42]。

（常洪美 付婷婷）

● 医院感染风险应对面临的问题与解决办法是什么？举例说明

1. 医院感染风险应对面临的问题

医院感染风险应对是选择并执行一种或多种改变风险的措施，包括改变风险事件发生的可能性或后果的措施。风险应对决策应当考虑各种环境信息，包括内部和外部利益相关者的风险承受度，以及法律法规和其他方面的要求等。

2. 医院感染风险应对方法

医院感染风险应对措施的制订和评估可能是一个递进的过程，对于风险应对措施，应评估其剩余风险是否可以承受。如果剩余风险不可承受，应调整或制订新的风险应对措施，并评估新的风险应对措施的效果，直到剩余风险可以承受。执行风险应对措施会引起组织风险的改变，需要跟踪、监督风险应对的效果和组织的有关环境信息，并对变化的风险进行评估，必要时重新制订风险应对措施。

3. 应对医院感染风险的案例

为寻找可能改善手卫生执行情况的解决方法，在手卫生认知问卷调查中，将头脑风暴法得出的措施依次罗列，并逐一赋予满分为 7 分的分值，由各类工作人员对各项措施的有效性进行评分，得分越高，表明该项措施对促进其执行手卫生越有利。认知调查具体结果见表 4-5。

表 4-5　不同类别工作人员对可能持续改善手卫生的措施重要性认知情况

可能持续改善手卫生的措施	得分（各项满分为 7 分）			
	医生	护士	医技人员	行政后勤人员
领导重视	7	7	7	7
手消毒剂易得	7	7	7	7
海报宣传	6	7	7	7
手卫生教育	6	7	7	7
手卫生指示标志张贴	6	6	6	7
手卫生执行情况反馈	5	6	3	7
为同事做榜样	3	4	2	6
患者提醒	2	3	1	6

各类工作人员均认为"领导重视""手消毒剂易得"是最可能持续改善手卫生的两项措施，其次为"海报宣传""手卫生教育""手卫生指示标志张贴"。而"手卫生执行情况反馈"的重要性在各类工作人员中悬殊较大，其重要性在护士和行政后勤人员中得分较高。"为同事做榜样"和"患者提醒"两项总体得分较低。

依据改善措施和评价标准建立决策矩阵，选择优先级别较高的作为应对措施（表 4-6）。然后针对选出的措施制订其风险应对执行计划（参见下题内容）。

表 4-6 可能改善手卫生执行的措施决策矩阵

评价标准 / 改善措施	对结果的影响（权重：5）	解决的容易程度（权重：2）	实施速度（权重：2）	成本-效益（权重：3）	遇到阻碍的可能性（权重：2）	总分	优先级别
领导重视	3 分（高）×5	3 分（高）×2	2 分（中）×2	3 分（高）×3	2 分（中）×2	38	高，✓
手消毒剂易得	3 分（高）×5	3 分（高）×2	2 分（中）×2	1 分（低）×3	1 分（高）×2	30	中，✓
海报宣传	2 分（中）×5	3 分（高）×2	3 分（高）×2	2 分（中）×3	3 分（低）×2	34	高，✓
手卫生教育	2 分（中）×5	3 分（高）×2	2 分（中）×2	3 分（高）×3	2 分（中）×2	33	高，✓
手卫生指示标志张贴	3 分（高）×5	3 分（高）×2	3 分（高）×2	2 分（中）×3	3 分（低）×2	39	高，✓
手卫生执行情况反馈	1 分（低）×5	3 分（高）×2	1 分（低）×2	3 分（高）×3	3 分（低）×2	28	中，✓
为同事做榜样	1 分（低）×5	2 分（中）×2	1 分（低）×2	3 分（高）×3	2 分（中）×2	24	中，✓
患者提醒	1 分（低）×5	1 分（低）×2	1 分（低）×2	3 分（高）×3	1 分（高）×2	20	低
增加工作人员	3 分（高）×5	1 分（低）×2	1 分（低）×2	1 分（低）×3	1 分（高）×2	24	中，✓

注：（1）每项评价标准有三个级别，分别为高（3分）、中（2分）、低（1分），改善措施得分＝级别分×权重。

（2）优先级别判定：将总分（不同评价标准下的改善措施得分相加）所有可能的结果按照数值高低划分三个区间，14≤总分≤23者优先级别判定为"低"，24≤总分≤32者优先级别判定为"中"，33≤总分≤42者优先级别判定为"高"。

（付婷婷）

● 如何制订风险应对计划？

在选择了风险应对措施之后，需要与组织的管理过程整合，制订相应的风险应对计划（参考表4-7）。风险应对计划应包括以下信息：

表 4-7　风险应对措施执行计划表（半年）

优先干预项目	预期目标	应对策略措施	日期进程						执行者
			____年上半年						
			1月	2月	3月	4月	5月	6月	
手卫生	1. 根据《医务人员手卫生规范》制订手卫生管理相关制度 2. 手卫生设备和设施配置有效、齐全、使用便捷 3. 医务人员手卫生知识知晓率100% 4. 医院全员洗手依从率≥95%，医务人员洗手正确率≥95%（A级）手术室、新生儿病室等重点科室，医务人员手卫生正确率达100%	1. 完善洗手设施配备：非接触式水龙头、速干手消毒剂、干手纸	√						物资采购部、总务科
		2. 手卫生制度完善	√						医院感染管理科（部门）
		3. 手卫生知识培训			√			√	医院感染管理科（部门）、各临床科室
		4. 更新手卫生流程图		√					医院感染管理科（部门）、党办
		5. 获取便捷手卫生用品	√						医院感染管理科（部门）
		6. 营造文化，制作宣传海报			√				医院感染管理科（部门）、党办
		7. 监测手卫生依从性及正确性	√	√	√	√	√	√	医院感染管理科（部门）
		8. 抽查手卫生知识			√			√	医院感染管理科（部门）
		9. 科室自查手卫生依从性及正确性	√	√	√	√	√	√	临床各科室

（1）预期的收益。

（2）绩效指标及其考核方法。

（3）风险管理责任人及实施风险应对措施的人员安排。

（4）风险应对措施涉及的具体业务和管理活动。

（5）选择多种可能的风险应对措施时，实施措施的有限次序。

（6）报告和监督、检查的要求。

（7）与适当的利益相关者的沟通安排。

（8）资源需求，包括应急机制的资源需求。

（9）执行时间表等，可使用甘特图表示。

（付婷婷）

● 完成风险评估后需要进行督查、沟通和记录吗？

完成风险评估后，需要进行定期督查，沟通和记录可在定期督查追踪中体现。因为完成一次的风险评估并不是医院感染风险评估的结束，后续的督查、沟通和记录以及风险应对，则是下一个风险评估循环的开始。督查、沟通和记录不仅可以改善下一次风险评估的结果，同时也可以为风险应对计划提供突破口。如果没有督查、沟通和记录，将可能影响风险应对计划的针对性和可行性。

（常洪美　付婷婷）

● 怎样对风险控制成效进行评价？

可将相关结局时间作为观察指标进行事前和事后比较，对风险控制成效进行评价。例如，手卫生干预项目成效可以体现在干预前后依从性、正确率、速干手消毒剂床日使用量、手卫生知识知晓率提高。多重耐药菌干预措施执行后以 MRSA 医院感染率降低、多重耐药菌相关预防与控制措施执行率提高、多重耐药菌相关知识知晓率提高来反映多重耐药菌的感染管理成效。但是，并非所有成效都可用定量指标评价，如对建筑流程不合理的干预成效使用定性的描述评价方法更直观方便。同时可将风险控制成效显著的措施进行回顾与总结，将其制度化，完成这一周期的风险控制。

（付婷婷）

第三节　风险管理中针对性预防与控制措施

● **如何根据风险评估确定针对性预防与控制措施**？

　　医院感染管理委员会应组织风险评估小组，由专业团队认真分析上一年度监测数据及质控指标，综合评定医院感染风险管理的影响力，全面了解本院总体评价（表4-8），找出医院感染管理工作的短板及明确需要重点防范和监控的高风险领域及环节（表4-9），通过识别风险因素，系统化、科学化地进行风险评估。由医院感染管理科（部门）根据本院医院感染总体评价及风险评估结果，确定优先考虑实施干预的医院感染问题（表4-10），制定出降低感染的措施并执行干预（表4-11）。下面以某儿童医疗中心如何进行感染控制风险评估和制订计划为例说明。

　　（1）总体评价：见表4-8。

表4-8　医院总体评价

项目	增加医院感染风险的因素
医院的地理位置和社区环境	城乡接合部、居住人口集中、公共卫生事件多
医院的基建和结构	正在进行新建、改建、扩建的科室
医院所提供的医疗服务	新增血液透析、内镜检查、手术等
患者人群特点	重症监护、血液肿瘤和骨髓移植患者增加
……	

（2）风险评估：见表4－9。

表4－9　医疗有关的感染风险评估

危害的识别	风险评估				×						=	评价积分	准备程度			×				=	准备积分
	风险发生的可能性					风险发生的严重性							需要准备				准备完毕				
	高	中	低	无		很高	高	适中	低	无			高	适中	低		高	适中	低		
	3	2	1	0		4	3	2	1	0			3	2	1		1	2	3		
手术切口感染																					
心血管手术		✓					✓					6	✓				✓				3
仪器使用相关感染																					
血管导管相关感染			✓					✓				2	✓				✓				3
多重耐药菌																					
MRSA	✓							✓				6	✓				✓				3
呼吸系统相关感染																					
流行性感冒		✓						✓				4		✓				✓			4
环境相关感染																					
医源性军团菌病		✓				✓						8	✓					✓			6
基建/装修	✓							✓				6		✓				✓			4
其他与医院感染相关的项目																					
手卫生依从性	✓							✓				6	✓					✓			6
医院感染暴发的预防与调查		✓					✓					6		✓				✓			4

注：所有需要准备应对的医疗机构感染风险评估得分应至少达2分。所需要准备程度：≤2表示低，3～5表示适中，≥6表示高。

（3）降低医院感染风险的措施：见表4-10。

表4-10　降低医院感染风险的措施

任务	目标	策略	负责人
提高手卫生依从率	90%	1. 组建一个多科室、人员组成的"突击队" 2. 每月进行手卫生监测和反馈	1. 医院感染管理科（部门） 2. 突击队 3. 各科室负责人
……			

（4）监测计划：见表4-11。

表4-11　监测计划

原则	指标	参照指标	数据来源	数据收集者	样本	收集/列表/报告
以高危人群为目标的医源性感染监测	中央插管血流感染控制	医院感染监测网公布的数据和"零容忍"目标	检验科报告、电子病历、与临床医生沟通	医院感染管理科（部门）	ICU中使用中央插管的患者	持续、实时报告/月报告
……						

（张玉琼）

● **新生儿医院感染风险包括哪些**？

新生儿医院感染风险评估内容详见表4-12。

表4-12　新生儿病室重点环节、重点人群、高危因素评估

目标评估	存在风险	风险因素
重点环节（感染源、感染途径及易感人群）	患者、医务人员、医疗器械、医院环境、药物、探视者、感染源不明	1. □医务人员着装不规范 2. □手卫生不规范 3. □探视者较多 4. □通风、温度、湿度难以达到 5. □无菌物品及器械污染 6. □无菌技术操作不规范
	呼吸道、消化道、接触传播、血液体液、医疗器械（侵入性操作）等	

目标评估	存在风险	风险因素
重点人群（年龄、疾病、治疗）	胎龄小于37周、出生体重低于2500 g、昏迷、高危儿、手术、免疫功能低下、母亲患糖尿病、应用激素、血液病、营养不良、肾衰竭、抗菌药物大量应用等患者	1. □输血 2. □吸氧 3. □吸痰 4. □低出生体重儿、早产儿 5. □自身菌群失调 6. □低血压、缺氧、酸中毒 7. □留置鼻胃管 8. □其他
高危因素（微生物、患者的易感性、环境因素、细菌耐药性）	1. 中心静脉插管、泌尿道（尿路）插管、使用呼吸机、气管插管、气管切开、使用肾上腺糖皮质激素、使用免疫抑制剂 2. 建筑流程 3. 有耐药菌定植或社区感染	1. □环境污染 2. □新生儿暖箱保洁不到位 3. □新生儿奶具、奶液污染 4. □新生儿淋浴用品污染 5. □皮肤清洁度不够 6. □中心静脉插管、泌尿道插管 7. □气管插管、气管切开使用呼吸机 8. □低体温症 9. □流程不合理有洁污交叉 10. □耐药菌定植或使用抗菌药物不规范 11. □输入液体污染 12. □引流管

（郑熙琳）

● 风险管理中重点科室针对性预防与控制措施包括哪些?

《等级医院评审标准医院感染管理核心条款》(4.20.3.2) C2 中，要求对医院感染风险较高的科室［如重症监护病房（ICU）、新生儿病室、血液透析室等］的感染控制情况进行风险评估，并要求制订针对性的控制措施，见表4-13。

表 4－13　重点科室医院感染风险评估及预防与控制措施

科室	风险因素	感染风险	预防与控制措施
重症监护病房	机械辅助呼吸	呼吸机相关肺炎	1. 对呼吸机相关肺炎实施目标性监测 2. 落实呼吸机相关肺炎预防与控制制度 3. 采取集束化干预措施（采用无创通气，尽量避免气管插管及机械通气，尽早拔管，每日评估，将床头抬高 30～45°减少误吸风险，口腔卫生，加强手卫生，减少设备污染，限制抑酸剂使用） 4. 在基础护理的同时将鼻饲护理、口腔护理、呼吸道护理及呼吸机管路的管理等措施结合，有效预防呼吸机相关肺炎的发生
重症监护病房	留置中心静脉导管	导管相关血流感染	1. 对导管相关血流感染实施目标性监测 2. 落实导管相关血流感染预防控制制度 3. 采用集束化干预措施（手卫生，最大无菌屏障预防，选用较强持续抗菌活性的皮肤消毒剂，尽早拔管，选择最佳置管部位，使用无菌纱布或无菌透明、半透明敷料覆盖插管部位）
	留置导尿管	导尿管相关尿路感染	1. 对导尿管相关尿路感染实施目标性监测 2. 落实导尿管相关尿路感染预防与控制制度 3. 采用集束化干预措施（避免不必要的留置导尿管，尽早拔除导尿管，保持导尿系统的密闭，保持尿袋和连接管低于膀胱平面）
	基础疾病，病情危重，长期卧床	皮肤软组织感染	1. 加强皮肤护理，防止压疮发生 2. 落实皮肤软组织感染预防与控制措施与制度
	耐药菌定植	耐药菌感染	1. 落实多重耐药菌预防与控制制度，尤其是手卫生制度 2. 落实耐药菌感染预防与控制措施包括：管理措施，谨慎使用抗菌药物，耐药菌监测，标准预防和接触隔离，环境清洁消毒措施，教育与培训以及去定植 3. 定期评估有效性，及时调整策略，使目标菌的发生率持续下降

续表4-13

科室	风险因素	感染风险	预防与控制措施
新生儿病室	免疫功能差，有创操作多，留置中心静脉导管和机械辅助呼吸	血流感染，皮肤软组织感染，上呼吸道感染等多种感染风险	1. 认真落实《医务人员手卫生规范》 2. 按照《医院空气净化管理规范》，认真落实各项空气净化措施 3. 认真落实新生儿病室的消毒隔离制度 4. 加强皮肤护理，防止皮肤软组织感染发生 5. 加强对患感染性疾病新生儿的管理，按照疾病的传播途径采取相应的隔离措施 6. 落实相关制度，加强对温箱、奶瓶、奶嘴、服装等新生儿用品的管理 7. 加强对婴儿食品的管理，确保无过期，无污染 8. 进行各项技术操作时，严格遵循无菌原则，避免医源性感染 9. 落实呼吸机相关肺炎、导管相关血流感染、导尿管相关尿路感染、皮肤软组织感染的各项预防与控制措施 10. 进行医院感染综合性监测和医院感染目标性监测，出现感染及时进行干预
血液透析室	基础疾病，有创操作，留置中心静脉导管	血流感染	1. 落实导管相关血流感染预防控制制度 2. 采用集束化导管相关血流感染预防控制措施 3. 提高手卫生依从性
	血源性病原体暴露，血液透析器复用	艾滋病、乙型肝炎、丙型肝炎、梅毒等经血液传播的传染病	1. 落实血液透析室消毒隔离与监测制度 2. 落实血源性传染病血液透析隔离制度与措施 3. 加强环境卫生监测，防止透析液污染 4. 落实《血液透析器复用操作规范》

（张玉琼）

● 风险管理中重点部位如手术部位感染针对性预防与控制措施包括哪些？

通过建立手术切口感染风险管控措施的清单，进一步梳理可能存在的问题，建立问题台账，确定责任部门，明确改进措施并细化工作流程，相关职能部门负责工作的协调与推进，具体见表4-14。

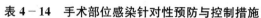

表4－14　手术部位感染针对性预防与控制措施

时间	策略	执行	协调	评价
手术前	尽量缩短患者术前住院时间。择期手术患者应当尽可能待手术部位以外感染治愈后再行手术	临床科室、检验科	职能部门	牵头部门
	有效控制糖尿病患者的血糖水平。重视术前患者的免疫力，纠正水与电解质紊乱、贫血、低蛋白血症等	临床科室及麻醉科	职能部门	
	正确准备手术部位皮肤。术前备皮应当在手术当日进行，确需去除手术部位毛发时，使用不损伤皮肤的方法	临床科室或手术室（规范工作流程）	职能部门	
	消毒前要彻底清除手术切口和周围皮肤的污染，采用卫生行政部门批准的合适的消毒剂以适当的方式消毒	临床科室及手术室	职能部门	
	如需预防用抗菌药物时，手术患者皮肤切开前0.5～1小时内或麻醉诱导期给予合理种类和合理剂量的抗菌药物	临床科室及手术室	职能部门	
	医护人员有明显皮肤感染或者患上呼吸道感染、流感等在未治愈前不应当参加手术	手术室	职能部门	
	手卫生	手术室、麻醉科、临床科室	职能部门	
手术中	保证手术室门关闭，尽量保持手术室正压通气，环境表面清洁，最大限度减少人员数量和人员流动	手术室	职能部门	牵头部门
	保证使用的手术器械、器具及物品等达到灭菌水平	手术室、消毒供应中心	职能部门	
	手术中医务人员要严格遵循无菌技术原则和手卫生规范	手术室、临床科室、麻醉科	职能部门	
	若手术时间超过3小时，或者手术时间长于所用抗菌药物半衰期的，或者失血量大于1500 ml的，手术中应当对患者追加合理剂量的抗菌药物	麻醉科、临床科室	职能部门	
	手术人员尽量轻柔地接触组织，保持有效地止血，最大限度地减少组织损伤，彻底去除手术部位的坏死组织，避免形成死腔	临床科室	职能部门	
	术中保持患者体温正常，防止低体温	手术室	职能部门	
	冲洗手术部位时，应当使用温度为37 ℃的0.9%氯化钠注射液等无菌液体。选择远离手术切口、位置合适的部位进行置管引流，确保引流充分	手术室、临床科室	职能部门	

续表4-14

时间	策略	执行	协调	评价
手术后	医务人员接触患者手术部位或者更换手术切口敷料前后应当进行手卫生	临床科室	职能部门	牵头部门
	为患者更换切口敷料时，要严格遵守无菌技术操作原则及换药流程	临床科室	职能部门	
	术后保持引流通畅，根据病情尽早为患者拔除引流管	临床科室	职能部门	
	外科医生、护士要定时观察患者手术部位切口情况，出现分泌物时应当进行微生物培养，结合微生物报告及患者手术情况，对外科手术部位感染及时诊断和治疗监测	临床科室	职能部门	

（郭华）

● **风险管理中高危因素如新生儿医院感染暴发的预防与控制措施包括哪些**？

风险管理中，重点部门根据风险项目所进行的风险性评估结果，采取了不同的准备程度，并划分了风险优先级，找出新生儿败血症、极低出生体重儿（小于或等于 1000 g）、低出生体重儿（1001~1500 g）、医院感染暴发这四个优先风险项目，使医院感染预防与控制措施有准确的靶点（表 4 - 15）。

表 4－15　新生儿病室医院感染风险评估表

风险项目	风险评估 可能性 高(3)	中(2)	低(1)	无(0)	×	严重性 很高(4)	高(3)	中(2)	低(1)	无(0)	评价积分	准备程度 需要准备 高(3)	中(2)	低(1)	×	准备完毕 高(1)	中(2)	低(3)	准备积分	风险优先级
感染高发部位 新生儿败血症	✓						✓				9	✓						✓	4	✓
上呼吸道感染		✓							✓		2	✓						✓	4	
肺炎		✓						✓			4	✓						✓	4	
呼吸机相关肺炎		✓					✓				6	✓						✓	4	
鹅口疮			✓						✓		1	✓						✓	4	
腹泻		✓						✓			4	✓						✓	4	
高危新生儿 出生体重≤1000 g	✓					✓					12	✓						✓	4	✓
出生体重1001~1500 g	✓						✓				9	✓				✓			3	✓
出生体重1501~2500 g		✓						✓			4	✓				✓			2	
出生体重>2500 g			✓					✓			2		✓			✓			2	
高危环节 手卫生依从性		✓					✓				6	✓						✓	6	
多重耐药菌感染			✓			✓					4	✓				✓			2	
配奶环节		✓						✓			4	✓						✓	4	
新生儿沐浴		✓						✓			4	✓						✓	4	
暖箱清洁消毒		✓							✓		2	✓						✓	4	
隔离措施规范性	✓							✓			6	✓						✓	4	
医院感染暴发	✓					✓					12	✓						✓	4	✓

根据风险积分与准备积分相加得出的风险值，排序得出风险优先级，再结合科室预防控制现况及可行性等因素，制订新生儿医院感染暴发控制措施和实施方案，并迅速成立责任小组，使控制措施能够尽快实施。具体措施详见表4-16。

表4-16　新生儿医院感染暴发控制措施

风险项目	控制措施	实施方案	责任人
医院感染暴发	1. 制订控制措施，进行正确的消毒处理 2. 隔离患儿甚至暂停接收新患儿 3. 为患儿做适当治疗 4. 标本收集：对感染患儿、接触者、可疑感染源、环境、物品、医务人员等行病原学检查，如环境中检测到病原体，必要时检测其同源性 5. 流行病学调查：基础情况、症状、体征、医院感染相关风险因素 6. 绘制流行曲线：分析调查资料，对病例的科室分布、人群分布和时间分布进行描述；绘制出以时间为横坐标（时间界限视疾病潜伏期而定）、发病人数为纵坐标的流程图；绘出医院感染暴发病例在病区内的分布图 7. 完成初步的调查：常规以病例对照研究为宜。分析流行或暴发的原因，推测可能的感染源、感染途径或感染因素，选择合适的对照组并同样调查其相关因素，进行统计分析，查找可能的风险因素 8. 控制措施的执行和效果评估：采取措施后，应监测感染发生情况，观察有无新发病例出现。如果还有新发病例出现，应检查所采取的措施是否得到及时严格执行，或者重新评估调查结果是否正确。书写调查报告，总结经验，制订防范措施 9. 同源性分析确认感染源	1. 疑似暴发的发现： （1）科主任、监控医生负责本科室医生医院感染诊断的培训，严格执行医院感染病例报告制度 （2）医院感染监测系统自动筛查预警 2. 控制措施的实施：启动本院医院感染暴发应急预案	分管副院长 医务科 护理部 医院感染管理科（部门） 科主任 护士长

（张玉琼）

● 如何进行医院工程施工风险评估？医院工程施工风险针对性预防与控制措施包括哪些？

1. 风险评估

医院内所有工程施工，包括新建项目、改建项目、维修工程、管线安装工程、油漆粉刷工程、常规检修工程等施工前都应进行医院感染风险评估。评估的步骤包括：

（1）确定工程施工规模级别。根据工程结构破坏大小、时间长短、产生灰尘多少等情况，分为 A、B、C、D 四个类别。根据破坏性和灰尘量从 A 级到 D 级逐级递增，A 级最小，D 级最大。例如，B 级范围为小规模、短期工程，仅产生少量灰尘；C 级范围为产生中到大量灰尘，或需拆除破坏建筑固定结构，包括需抛光的墙面工程。

（2）确定工程地点风险级别。按照工程所涉及区域中患者群体的风险等级用表格形式划分为低风险、中度风险、中/高度风险、高度风险 4 个等级。如病区为低风险区，手术室、消毒供应中心、ICU 等为高度风险区。

（3）确定工程施工医院感染风险级别。综合医院工程施工规模级别和所涉及工程地点风险级别，利用表格形式来确定医院感染控制所应采取相应的预防措施或行动的等级（表 4-17），分为 Ⅰ、Ⅱ、Ⅲ、Ⅳ 四个风险级别。

表 4-17　工程施工医院感染风险级别评估表

工程地点的危险评级	工程规模评级			
	A	B	C	D
低风险	Ⅰ	Ⅱ	Ⅱ	Ⅲ/Ⅳ
中度风险	Ⅰ	Ⅱ	Ⅲ	Ⅳ
中/高风险	Ⅰ	Ⅱ	Ⅲ/Ⅳ	Ⅳ
非常危险	Ⅱ	Ⅲ/Ⅳ	Ⅲ/Ⅳ	Ⅳ

注：当风险评级为Ⅲ级及以上的工程时必须由医院感染管理科（部门）审批，提出控制风险的措施，并定时巡查。

2. 医院工程施工风险针对性预防与控制措施

医院工程施工风险针对性预防与控制措施见表 4-18。

表 4－18　按感染风险级别应采取的控制措施

风险级别	施工期间要求	工程完成后要求
Ⅰ类	1. 尽量减少灰尘扬起 2. 如需打开吊顶检查，应尽快复原	清洁施工区域
Ⅱ类	1. 采取积极措施减少粉尘 2. 采用切割作业时，应洒水以减少灰尘 3. 用胶带封闭不用的门 4. 关闭通风口 5. 出入口设防尘垫	1. 用消毒剂擦拭表面 2. 建筑垃圾应在有盖容器中保存至运走 3. 离开工作场所前应以湿式清扫或吸尘
Ⅲ类	1. 移除或隔离暖通空调系统，避免管道系统污染 2. 开工前设置必要的隔离设施，以区分非作业区域 3. 建筑垃圾应在有盖容器中保存至运走 4. 由专用车辆经专用通道运输	1. 完工后经由医院感染管理科（部门）和安全部门验收，并由环境清洁部门彻底清洁后，方能移除隔离物 2. 工程结束拆除隔离设施时应小心，尽量避免灰尘扬起 3. 用消毒剂擦拭表面 4. 完工后，重新开启暖通空调系统
Ⅳ类	1. 移除或隔离暖通空调系统，避免管道系统污染 2. 开工前设置必要的隔离设施，以区分非作业区域 3. 保持负压房间的空气过滤 4. 封住管道、洞、孔 5. 设置缓冲间，要求所有工作人员通过缓冲间清洁，或佩戴/脱卸工作服 6. 所有工作人员进入工作场所要穿鞋套，每次出入要更换	1. 工程结束拆除隔离设施时应小心，尽量避免灰尘和碎片的扩散 2. 建筑垃圾应在有盖容器中保存至运走 3. 由专用车辆经专用通道运输 4. 空气过滤 5. 用消毒剂擦拭表面 6. 完工后，重新开启暖通空调系统 7. 完工后经由医院感染管理科（部门）和安全部门验收，并由环境清洁部门彻底清洁后，方能移除隔离物

（郭华）

● 医务人员血源性病原体感染职业暴露风险评估内容包括哪些？

（1）血源性病原体在工作场所的传播途径。

（2）接触血源性病原体的类型、频率和数量，各种传播途径和最可能的传播途径，对同时接触多种血源性病原体的情况进行分析。

（3）接触与重复接触的影响因素，包括工作场所的布局，职业安全卫生操作规程，工作场所的清洁与整理，个人防护用品与防护措施的适用性、数量及其运行和使用状况。

（4）用人单位、职业卫生管理和医护人员有关血源性病原体知识及职业卫生安全操作规程的掌握和职业卫生培训情况。

（5）所使用的各类医疗卫生设备是否增加或减少职业接触风险。

（6）现行的职业接触风险控制措施的运行情况，以及是否需要采取新的预防控制措施。

（郭华）

● 医源性结核分枝杆菌感染职业风险评估内容及控制措施包括哪些？

在治疗活动性结核病患者的医疗机构内，医务人员存在感染结核分枝杆菌的职业风险，有必要在结核病患者人数较多的医疗机构实施风险评估。

1. 医源性结核分枝杆菌传播评估内容

（1）机构层面：机构性质，每年收治活动性结核病患者数量，结核感染控制政策是否完善，病区建筑分区是否规范，是否延迟诊断、隔离和治疗结核病患者，病房通风不足，空气中感染性飞沫的浓度，实验室生物安全设施。

（2）个人层面：医务人员工作年限、职业特点、工作部门与类型、在医疗机构内工作地点、病区布局与相关设施、是否直接接触患者、防护用品的储备与使用、医疗操作。

（3）风险分层：按每年医院诊断活动性结核病患者和每名患者对应医务人员的人数来计算，见表 4-19。

2. 医源性结核分枝杆菌感染预防与控制措施

（1）行政管理措施：

1）制订医院结核病预防与控制计划和方案，做好风险评估，识别处于不同风险的工作人员以及对设备进行风险分类等。

2）对医务人员进行结核病预防与控制知识培训，包括结核病诊断、治疗、隔离与防护知识。

表 4－19 结核感染风险级别

医院	
低风险	非低风险
＜200 张床位且＜3 名结核病患者/年	＜200 张床位且≥3 名结核病患者/年
≥200 张床位且＜6 名结核病患者/年	≥200 张床位且≥6 名结核病患者/年

医务人员		
低度风险	中度风险	重度风险
几乎不和患者接触	和患者直接接触	产生气溶胶的活动
行政机关 档案馆 其他支持部门	住院病房 重症监护病房 儿科急诊 门诊	支气管镜检查 诱导痰检查 肺功能检测 病理切片 微生物/结核实验

3）做好预检分诊和患者病情评估分流，防止或减少传染性结核病患者的延误诊断和漏诊。

4）对患者实施有效的监测与治疗，特别是对多重耐药结核菌进行快速分类、隔离、诊断和治疗，避免其引发的医院感染暴发。

（2）环境控制措施：

1）通风、定时换气，降低空气中结核分枝杆菌的浓度，从而降低暴露风险。

2）紫外线照射消毒，有效地清除空气中的结核分枝杆菌。

3）使用空气净化设备，降低细菌浓度和减少扩散。

（3）个人防护措施：

1）正确佩戴医用防护口罩及外科口罩，并进行密闭性测试。

2）医务人员定期体检和疫苗注射。

（张玉琼）

第五章　医院感染暴发报告与处置

第一节　医院感染暴发报告

● 什么是医院感染暴发、疑似医院感染暴发、医院感染聚集、医院感染假暴发？

（1）医院感染暴发：指在医疗机构或其科室的患者中，短时间内发生3例以上同种同源感染病例的现象。

（2）疑似医院感染暴发：指在医疗机构或其科室的患者中，短时间内出现3例以上临床症状相似、怀疑有共同感染源的感染病例，或者3例以上怀疑有共同感染源或感染途径的感染病例的现象。

（3）医院感染聚集：指在医疗机构或其科室的患者中，短时间内发生医院感染病例增多，并超过历年散发发病率水平的现象。

（4）医院感染假暴发：指疑似医院感染暴发，但通过调查排除暴发，而是由于标本污染、实验室错误、监测方法改变等因素导致的同类感染或非感染病例短时间内增多的现象。

（夏娇）

● 如何确定医院感染暴发的"短时间"？

医院感染暴发的"短时间"在国家相关规范与指南中并没有明确的定义，给实际操作带来不少困惑。在临床实践中，确定医院感染暴发的"短时间"应结合病原体的平均潜伏期、是否有共同的传染源以及传播途径等因素来综合评定。大部分的传染病都有明确的潜伏期，因此可根据潜伏期、传染源及传播途径来确定暴发。对于没有明确潜伏期的病原体感染，建议以 1 周的时间为界，同时结合临床实际情况进行综合考虑。

（夏娇）

● 如何识别和确认医院感染暴发？

首先分析医院感染聚集性病例的发病特点，计算怀疑医院感染暴发阶段的感染发病率。如果与疑似医院感染暴发前相比发病率升高明显并且具有统计学意义，或医院感染聚集性病例存在流行病学上的关联，则可确认医院感染暴发。

临床实践中，在医院确定的医院感染暴发时间段内发现 3 例确诊医院感染病例或 5 例疑似医院感染病例时，则应考虑有医院感染暴发，应进一步调查处理。

（夏娇）

● 什么是医院感染暴发的报告程序？报告内容？

1. 医院感染暴发的报告程序

科室出现医院感染聚集或疑似医院感染暴发时，科室主治医师应立即报告科室主任进行确认，科室主任确认后应立即报告医院感染管理科（部门），下班时间或节假日应立即报告医院总值班。

医院感染管理科（部门）应在第一时间内实施调查，确认是否发生医院感染暴发或疑似暴发，如果确认发生医院感染暴发或疑似医院感染暴发后，医院感染管理科（部门）应按照《医院感染管理办法》和《医院感染暴发报告与处置管理规范》要求按时限进行逐级报告。

2. 医院感染暴发的报告内容

医院感染暴发报告内容包括：医院感染暴发发生的时间和地点、感染初步诊断、累计感染人数、感染者目前健康状况、感染者主要临床症状、疑似或者确认病原体、感染源、感染途径及事件原因分析、相关危险因素主要检测结果、采取的控制措施、事件结果及下一步整改工作情况等。

（夏娇）

第二节　医院感染暴发处置

● **医院感染暴发的处置原则和流程是什么**？

处置医院感染暴发应遵循"边救治、边调查、边控制、妥善处置"的基本原则，同时按照《医院感染暴发控制指南》（WS/T 524—2016）第 5 点流行病学调查，逐步进行调查处置。医院感染暴发处置流程参见图 5-1。

（舒明蓉　吴春霖）

● **出现医院感染流行或有暴发趋势时应采取哪些控制措施**？

（1）积极救治感染患者，对其他可能感染的患者要做到早发现、早诊断、早隔离、早治疗，做好消毒隔离工作。

（2）对与感染患者密切接触的其他患者、医院工作人员、陪护、探视人员等进行医学观察，观察至该病的最长潜伏期或 1 周内无新发感染病例出现为止。停止使用可能污染的物品，或经严格消毒与灭菌处理并检测合格后方能使用。

（3）根据发生医院感染暴发的特点，切断其传播途径，其措施应遵循《医院隔离技术规范》（WS/T 311—2009）的要求。

（4）对免疫功能低下、患严重疾病或患多种基础疾病的患者应采取保护性隔离措施，在需要的情况下可实施特异性预防保护措施，如接种疫苗、预防性用药等。医务人员也应按照相关要求做好个人防护。

（吴春霖）

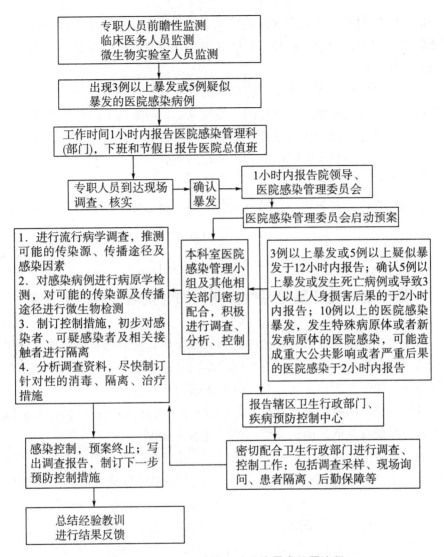

图 5 - 1　××医院的医院感染暴发处置流程

● 如何进行医院感染暴发的报告信息核查？

（1）首先确认是否为感染，应根据患者的症状、体征并结合临床医生的诊断来综合考虑。如患者不存在感染，而确实培养出同一病原体，则应查清该病原体是污染还是定植。

（2）如患者确实为感染，应根据患者的发病时间、症状和体征出现时间及疾病的潜伏期来判定是否为医院感染。如为医院感染，则需调查医院感染可能的感染源和感染途径，并通过其病例出现的规律来判断是人传人还是同一暴露源所引起。

（3）如确实存在医院感染，应统计医院感染病例数是否达到《医院感染暴发报告及处置管理规范》规定的暴发定义：3例或以上的相同病原体具有同源性则可确定为医院感染暴发。未进行同源性检测的，可参考细菌耐药谱相似度，划分为疑似医院感染暴发，并按《医院感染暴发报告及处置管理规范》进行上报。

其他检查内容参见第三章第一节中"医院感染监测信息如何审核"题相关内容。

（吴春霖）

● 如医院不能开展同源性检测，如何判断医院感染暴发？

当发生3例及3例以上疑似医院感染暴发时，应当送有条件的医疗机构进行细菌同源性检测，并上报卫生行政部门及疾病预防控制机构。如实在无条件检测，建议根据以下几点判断疑似医院感染暴发。

（1）在同一医疗机构或其科室的患者中，短时间内出现3例以上临床症状相似、怀疑有共同感染源或感染途径的感染病例。

（2）针对这些病例做病原微生物培养，检出同种病原微生物，再通过药敏试验，比较细菌耐药谱相似度。细菌耐药谱相似度越大的，同源性概率越大。

（3）隔离可疑的感染源或切断可疑的感染途径，且超过感染最大潜伏期后无新增发病，或发病率呈显著下降，则确定为源于该感染源或感染途径的医院感染暴发的可能性较大。

（吴春霖）

第三节　医院感染暴发应急演练

● **什么是医院感染暴发应急演练？其目的是什么？**

1. 医院感染暴发应急演练的定义

医院感染暴发演练是指医院主管部门通过组织工作人员和患者，针对假想的医院感染暴发场景，按照事先制定好的应急预案所设定的职责和程序，在特定的时间和地点，执行应急响应任务的训练活动。

2. 医院感染暴发应急演练的目的

（1）检验预案。通过开展应急演练，查找应急预案中存在的问题，进而完善应急预案，提高应急预案的实用性和可操作性。

（2）完善准备。通过开展应急演练，检查应对突发事件所需应急队伍、物资、装备、技术等方面的准备情况，发现不足及时予以调整补充，做好应急准备工作。

（3）锻炼队伍。通过开展应急演练，增强演练组织单位、参与单位和人员等对应急预案的熟悉程度，提高其应急处置能力。

（4）磨合机制。通过开展应急演练，进一步明确相关单位和人员的职责任务，理顺工作关系，完善应急机制。

（5）科普宣教。通过开展应急演练，普及应急知识，提高参与人员的风险防范意识和自救互救等应对能力。

（李雷雷）

● **医院感染暴发应急演练的类型有哪些？科室是否必须进行医院感染暴发应急预案的演练？**

1. 演练类型

（1）按组织方式分类：分为桌面演练和实地演练。

（2）按演练内容分类：分为单项演练和综合演练。

（3）按演练的目的和作用分类：分为检验性演练、示范性演练和研究性演练。

2. 科室演练的必要性

结合医院规模大小和具体情况制订本院的医院感染暴发报告和处置流程的应急预案，同时要预测在演练过程中可能出现的问题和补救措施。将演练脚本制订好以后，每年根据不同的重点科室、高风险科室进行1次或2次演练，并将演练效果和存在的问题进行记录，进而针对问题应用PDCA循环进行整改。医院感染管理科（部门）每次将演练资料进行整理、分析，形成一份正式的总结报告。通过演练可提高相关医务人员医院感染暴发的识别、调查、报告和应急处理能力。

（母绍琼　李雷雷）

● 如何组织医院感染暴发应急演练？演练中相关部门及科室职责是什么？

1. 医院感染暴发应急演练的组织

应急演练的组织应基于医院已有的医院感染暴发应急预案和处置流程，由分管副院长作为总指挥，由医院感染管理科（部门）牵头，组织多科室、多部门协作的医院感染暴发应急演练。一次完整的应急演练活动应至少包括以下五个阶段：

（1）计划阶段：主要明确演练的目的和需求，提出演练的基本构想和初步安排。

（2）准备阶段：完成演练的策划，编制演练的方案，必要时开展培训和预演练，并做好各项保障工作安排。

（3）实施阶段：按照演练总体方案完成各项演练活动，为演练评估总结收集信息。

（4）评估总结阶段：评估总结演练参与各部门在应急准备方面的问题和不足，明确改进的重点，提出改进计划。

（5）改进阶段：按照改进计划，由相关负责部门实施落实，并对改进效果进行监督检查。

2. 演练中相关部门及科室的职责

（1）医院感染管理委员会：及时组织和协调相关部门，提供人力、物力、财力等方面的支持。

（2）医院感染管理科（部门）：①负责演练方案的制订；②负责开展现场流行病学调查，配合环境卫生学检测以及有关的标本采集、病原学检查等工作；③指导医务人员做好职业防护，提出进一步的预防与控制建议；④负责医院感染病例信息的收集、整理和上报工作，撰写医院感染暴发评估报告。

（3）医务科：负责协助开展医院感染暴发演练调查与控制，负责调配医疗人员对医院感染病例实施医疗救治，包括诊断、治疗、患者转运、监护。

（4）护理部：负责演练时调配护理人员落实消毒隔离措施及医院感染患者的各项护理工作。

（5）演练科室：负责演练时医院感染暴发的报告和发生医院感染患者的治疗工作及病原学送检工作，同时协助医院感染管理科（部门）进行流行病学调查和配合环境卫生学采样。

（6）检验科微生物实验室：①负责演练时提供快速、准确的病原学鉴定和药敏试验结果，指导临床科室；②协助医院感染管理科（部门）查找可能的感染源；③配合医院感染管理科（部门）进行环境微生物检测和病原体的分子流行病学调查。

（7）药剂科和设备科：负责演练时药品、设备、器材、病房设施、防护用品、消毒药械储备保障工作等。

（8）保洁部门：负责演练时落实发生医院感染暴发科室的清洁消毒和隔离工作。

（李雷雷　徐世兰）

● 医院感染暴发演练脚本的撰写要点是什么？举例说明

1. 医院感染暴发演练脚本的撰写要点

（1）脚本的设计原则：充分考虑脚本的可操作性、针对性与合理性。

（2）脚本的设计要素：应急演练脚本可包括五个要素，即演练目的、演练说明、参与主体、事件和行动。

1）演练目的：清楚应急演练目的，把握脚本编写方向。

2）演练说明：重点介绍事件的发生、发展和处置过程，并模拟场景。

3）参与主体：①指挥者，掌控演练方向；②实施者，具体参与积极配合；③保障者，保障设备资源；④监督者，公平监督；⑤患者，被救助对象。

4）事件：事件发生背景，事件发生、发展、结束。

5）行动：所有参与主体在演练中经历的指令、操作、配合。

2. 医院感染暴发演练脚本案例

_____医院____年医院感染暴发应急演练脚本

制订人：×××

审核人：×××

制订时间：_____年_____月_____日

一、目的

提高医务人员对医院感染暴发的重视程度，检阅和提升各部门对医院感染暴发的应急处置能力，核实人员、物资、技术等准备情况，明确各自职责任务，完善应急机制。

二、时间

_____年_____月_____日。

三、地点

××医院。

四、演练组织领导

由医院感染管理委员会领导、医院感染管理科（部门）牵头，医务科、护理部、后勤综合科、实验医学科、暴发演练科室等部门参加。分管副院长任总指挥，按照医院已制定的医院感染暴发预案要求进行分组。

五、参加部门及科室职责

参见本节"演练中相关部门及科室职责"的相关内容。

六、演练程序及要求

8:30　人员到位，总指挥宣布演练开始。

8:35　××科医院感染管理兼职护士电话报告医院感染管理科（部门）××，该病房怀疑手术部位感染聚集发生。报告内容包括患者性别、年龄、入院时间、床号、诊断、体温、血常规白细胞检测结果等信息，系4名患者陆续于某年某月某日至某年某月某日出现体温38.5℃以上，均有感染症状和体征，其中 3 名患者的分泌物培养均为金黄色葡萄球菌，耐药谱一致。

8:45　医院感染管理科（部门）工作人员详细记录内容并报告科长，医院感染管理专职人员到该科室展开调查。

8:50　由科主任、病房住院总核实医院感染诊断，由医院感染管理专职人员进行流行病学调查（做好相关防护），收集患者临床症状/体征、实验室检查结果、换药医生、使用的监护仪器、房间病床号、是否同一医疗组护理组等相关资料后，讨论是否为医院感染暴发或疑似暴发，并根据临床表现、实验室检查结果和危险因素进行综合判断可能来源。

9:30　初步分析患者分别位于两间病房但同属一个医疗组和护理组，且均由同一位医生进行伤口换药处理，考虑为疑似医院感染暴发（此时未做菌株同源性分析），医院感染管理科科长立即将情况向院长汇报，院长同意启动医院感染暴发处置应急预案和紧急召开医院感染管理委员会会议，秘书通知各委员开会。

10:10　各委员到会，形成以下决议：①通报科室，将患者隔离到单间病房，加强预防控制；②对患者原来病房进行环境微生物学监测采样，彻底清洁消毒，暂不收治新患者；③专家组明确诊断标准、讨论救治方案和诊疗措施。

10:30　××科室：将情况通报全科医务人员，对疑似医院感染暴发病例进行隔离，固定医护人员，加强环境消毒和手卫生。医院感染管理兼职护士负责监督落实并做好记录。

10:50　进行环境微生物采样，包括病房内空气，医护人员和保洁员鼻腔、手，床栏，床头柜，监护仪等采样。

13:20　检验科：将患者分泌物培养细菌以及环境微生物采样标本进行检验和菌株分型。

13:30　（演练时间两天后）实验室同种同源分析结果提示两名患者床栏和一名医生手标本培养的金黄色葡萄球菌与患者的细菌菌型为同一菌株。检验科及时将检查结果通知医院感染管理科，医院感染专家团队确认为医院感染暴发并向院长汇报。

14:00　医院感染管理科科长向行政辖区卫生行政管理部门和疾病预防控制中心电话报告。医院感染管理科督导科室：①调整合理抗菌治疗方案，必要时请感染专科医生会诊；②强化病房环境、床单位等清洁消毒工作；③继续隔离4名患者，做好清洁消毒、手卫生、探视管理和标准预防等医院感染预防与控制措施。

14:50　医院感染管理专职人员通过国家卫生计生委四川省医院感染暴发上

报平台进行报告，并持续监测患者情况和有无新发病例。

15：30 采取措施后，1周内不继发和新增同类感染病例，医院感染管理科（部门）将处置过程整理上报医院和上级卫生行政管理部门。

16：00 由医院感染管理科（部门）科长通报演练情况，分管副院长作演练小结并宣告演练结束。

（李雷雷 舒明蓉 邓艾）

第四节 医院感染暴发调查

● 医院感染暴发或疑似暴发时流行病学调查方法有哪些?

流行病学方法可分为观察法、实验法与数理法三种（图 5-2）。医院感染暴发或疑似暴发时常使用观察法，即通过调查时间、空间、人群分布等收集线索，然后运用分析性流行病学方法，寻找危险因素与导致暴发可能的原因。具体方法参见《医院感染暴发控制指南》（WS/T 524—2016）。

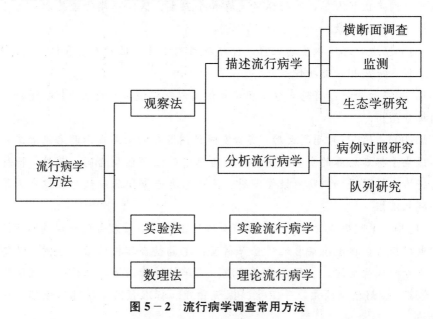

图 5-2 流行病学调查常用方法

（吕宇）

● 医院感染暴发或疑似暴发控制效果评价怎么做？

按照《医院感染暴发控制指南》（WS/T 524—2016）中 6.2 建议进行效果评价。

（吕宇）

● 医院感染暴发或疑似暴发的总结与报告怎么写？

按照《医院感染暴发控制指南》（WS/T 524—2016）附录 D 格式进行总结与报告。

（吕宇）

● 案例：某神经外科手术部位医院感染聚集事件调查

某院神经外科实际开放床位 156 张，平均每月手术 90 例次，2017 年 2 月开始陆续出现 5 例手术患者发生手术部位感染（SSI），可能存在医院感染暴发或疑似医院感染暴发，故按照《医院感染暴发控制指南》（WS/T 524—2016）的相关要求对其进行调查。

医院感染管理专职人员回顾 2017 年 2 月 1 日—3 月 15 日 135 例神经外科患者资料，发现 5 例 SSI 患者（4 例为器官腔隙感染、1 例为表浅切口感染）非同种病原体所致。而且 2016 年神经外科手术部位平均感染率为 2.54%，本次调查为 3.70%，两者差异无统计学意义（$\chi^2=0.55$，$P>0.05$），尚不能认为此 5 例系 SSI 暴发，仍处于散发状态。

运用流行病学方法分析可能的危险因素。将发生 SSI 的患者作为病例组、未发生 SSI 的患者作为对照组，进行病例对照研究，并调查其手术间使用情况、手术主刀医生、手术参与者及进行二次手术情况。研究结果显示，病例组平均年龄为（43.60±19.32）岁，对照组为（45.11±17.59）岁，两组比较，差异无统计学意义（$t=0.19$，$P>0.05$）；采用秩和检验，对两组患者麻醉评分（ASA 评分）进行比较，差异无统计学意义（$Z=0.16$，$P>0.05$），可以认为两组患者自身基础状态无差异。各手术主刀医生施行手术患者的 SSI 率与该科 2016 年平均 SSI 率 2.54%（17/669）比较，差异均无统计学意义（均 $P>$

0.05)。手术间使用情况和二次手术的比值比（OR）分别为 4.07（95%CI：0.52~36.65)、18.00（95%CI：2.00~180.00)，具有统计学意义，提示"二次手术"是危险因素。

环境卫生学调查结果显示，除麻醉机袖带的菌落总数超标外（分离病原菌为凝固酶阴性葡萄球菌，与感染患者致病微生物无关)，其余部位采样均符合国家标准。

调查结论：根据以上结果认为"二次手术"为该院神经外科 SSI 的高危因素，该科 SSI 干预措施应重点针对"二次手术"进行制订和开展。

（吕宇）

第六章　消毒灭菌的管理

第一节　医院物品的消毒与灭菌

● **手术室连台手术之间如何消毒？**

（1）手术室连台手术之间空气消毒方法参见《医院空气净化管理规范》（WS/T 368—2012）中手术部（室）可选用空气净化方法的相关内容。

（2）手术室连台手术之间地面和物体表面的清洁与消毒方法参见《医疗机构消毒技术规范》（WS/T 367—2012）相关内容。

（苏超敏）

● **使用后的手术器械怎样进行预处理？**

（1）在使用手术器械后，采用正确的处置方法去除一次性部件，分拣出可复用织物，倒空容器内的液体，分拣出可复用的锐器。

（2）用不含消毒剂的清水或者0.9%氯化钠注射液（生理盐水）的湿纱布擦拭，或者用流动水冲洗及时去除诊疗器械、器具和物品上的肉眼可见污染物。

（3）保持污染器械湿润，防止污垢干结。可喷洒医用清洁剂、器械保湿剂，也可在器械上覆盖湿毛巾，还可以用水浸泡（最好是用纯水浸泡），等待送消毒供应中心做进一步处理。这样可延长器械的使用寿命，还可以使器械容易清洁。

（苏超敏）

● 消毒供应中心、内镜诊疗中心和手术室的护士和/或消毒
人员需要取得哪些资质？

根据相关规定，如压力蒸汽灭菌器的工作压力大于或等于 0.1 MPa（表压，且压力与容积的乘积大于或等于 2.5 MPa·L）的操作人员需取得特种设备作业人员证书方可上岗等要求，消毒供应中心护士、消毒员，内镜诊疗中心和手术室消毒人员应具备一定资质，详见表 6－1。

表 6－1　相关人员所需资质一览表

相关人员	护士执业证书	特种设备作业人员证书	岗位培训/继续教育证明
消毒供应中心			
护士	✓	△	✓
消毒员		△	✓
手术室			
护士	✓	△	✓
消毒员		△	✓
内镜诊疗中心（室）			
清洗消毒人员			✓

注：✓表示应具备，△表示需从事压力容器操作则需具备。

（向钱）

● 艾滋病、乙肝及多重耐药菌感染患者用后器械可以和普通
患者用后器械一起清洗消毒吗？

可以。按照《医疗机构消毒技术规范》（WS/T 367—2012）规定，上述感染患者用后的器械与普通患者用后的器械处理程序和要求相同，但同时要强调操作人员必须做好标准防护。

（向钱）

● 怎样进行植入物与外来器械的消毒灭菌管理？注意事项有哪些？

1. 植入物与外来器械的消毒灭菌管理流程

（1）建立管理制度和流程。应明确职能部门、临床科室、手术室、消毒供应中心（Central Sterile Supply Department，CSSD）在植入物与外来器械的管理、交接、清洗、消毒、灭菌及放行过程中的责任，明确管理制度。建立植入物与外来医疗器械专岗负责制，人员应相对固定。

（2）与器械供应商签订协议，要求其做到：①提供植入物与外来器械的使用说明书（至少应包括清洗、消毒、灭菌方法与参数）；②保证足够的处置时间，择期手术最晚应于手术前日 15 时将器械送达 CSSD，急诊手术应及时送达；③确保送达的植入物、外来医疗器械及盛装容器清洁。

（3）明确 CSSD 复用处置流程要求。CSSD 应根据手术通知单接收植入物及外来医疗器械。根据器械供应商提供的器械清单，双方共同清点核查、确认、签名，记录应保存备查。使用前由 CSSD（或与本院签约的消毒服务机构）遵循《医院消毒供应中心第 2 部分：清洗消毒及灭菌技术操作规范》（WS 310.2—2016）和《医院消毒供应中心第 3 部分：清洗消毒及灭菌效果监测》（WS 310.3—2016）的规定清洗、消毒、灭菌与监测，使用后应经 CSSD 清洗消毒方可交还。并且建立接收、返还清单。

（4）加强人员培训。对消毒供应中心人员进行管理制度及外来医疗器械处置培训。

植入物及外来医疗器械具体管理流程参见图 6-1。

2. 植入物与外来器械消毒灭菌管理的注意事项

（1）进入手术室的外来器械和植入物应与消毒供应中心签订合同后方可进行消毒灭菌。

（2）所有外来消毒灭菌器械应严格登记，灭菌质量可追溯，资料按监测制度要求保存备查。

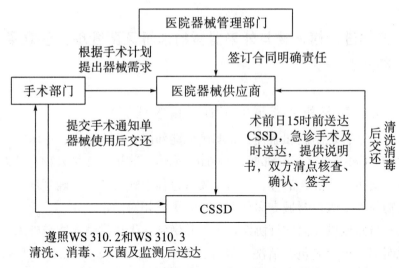

图6-1　植入物及外来医疗器械管理流程图

（3）手术室人员应严格按照无菌技术操作原则和规范使用外来器械，严格检查器械包的有效期及灭菌质量，植入物还必须有后勤设备管理人员的审核签字方能使用。

（向钱　刘竹）

● 消毒剂使用过程中的常见误区和正确方法有哪些？

（1）消毒过程中操作顺序不正确。正确方法为医疗器械先去污染、清洁后再消毒，物体表面消毒顺序由上而下，由里到外，由轻度污染到重度污染。

（2）消毒剂的选择不正确。正确方法是使用前认真阅读产品说明书，掌握其性能、适用范围、特性、使用方法、配制方法、有效期、作用时间、消毒范围、保存条件和注意事项等。

（3）误认为消毒剂的浓度越高越好，消毒时间越长越好。正确方法是按产品说明书，根据有效成分含量，按稀释定律配制所需浓度，且作用时间达到后应及时取出，并充分冲洗。

（4）消毒剂使用中未保持密闭，浸泡消毒未加盖，易挥发或不稳定的消毒剂未现用现配，配制的消毒剂反复使用，影响消毒效果。正确方法是消毒剂应放置于阴凉通风处，避光、防潮、密封保存；现配现用，使用前监测浓度，浸泡消毒时加盖，并保证环境通风良好。

（5）不考虑消毒剂的毒副作用，在接触消毒剂时，防护意识差或防护不规范。正确方法是消毒人员应做好个人防护，必要时戴口罩、手套、护目镜等，有强烈刺激性气味时，人员应尽可能离开消毒现场，加强环境通风，避免带来伤害。

（6）没有对消毒剂浓度开展常态化、规范化的监测。正确方法是连续使用的消毒剂应每日监测浓度，或每次使用前监测浓度。

（张芹　苏小兰）

● 医院环境、物体表面及患者皮肤消毒中的常见误区有哪些？

1. 医院环境、物体表面消毒中的常见误区

（1）在重点科室门口放置消毒剂垫。

（2）医院外环境常规喷雾消毒。

（3）物体表面不先清洁处理，直接消毒。正确做法是当有肉眼可见的污染物时，应先清洁，再消毒。

（4）消毒剂作用时间不够。作用时间应遵循产品的使用说明。

2. 患者皮肤消毒中的常见误区

（1）皮肤不先清洁，直接消毒。

（2）消毒方法不正确、面积不够。正确方法为以注射或穿刺部位为中心，消毒棉签由内向外缓慢旋转，逐步涂擦共两次，消毒皮肤面积应大于或等于 5 cm×5 cm；中心静脉导管等消毒直径应大于 15 cm，至少应大于敷料面积；手术野及其外扩展大于或等于 15 cm，由内向外擦拭。

（3）消毒剂涂抹后待干时间不足。作用时间应遵循产品的使用说明，局部涂擦待干后方可操作。

（4）用喷雾方法消毒，无棉签与皮肤相互摩擦的，缺少机械除菌作用，难以达到较好的消毒目的。正确方法为用浸有消毒剂原液的无菌棉球或棉签局部擦拭 2 遍或 3 遍。

（5）使用碘酊不脱碘。使用碘酊后脱碘的正确方法为：使用碘酊原液直接涂擦皮肤表面，待稍干后再用 70%～80%乙醇脱碘。使用碘伏不需要脱碘。

（张芹）

● **常用的消毒剂名称是什么？使用范围、浓度和保存时间？**

医疗机构常用消毒剂品种较多，详见表 6-2。

表 6-2　常用消毒剂

消毒剂名称	使用范围	浓度	开启后使用时间
乙醇	适用于手、皮肤、物体表面及诊疗器具消毒	70%～80%	小包装 7 天（连续使用不超过 7 天）大包装见备注
碘伏（碘附）	适用于手、皮肤及创面消毒	0.45%～0.55%	小包装 7 天（连续使用不超过 7 天）大包装见备注
	适用于口腔黏膜及创面消毒	0.1%～0.2%	
碘酊	适用于注射及手术部位皮肤的消毒	2%	小包装 7 天大包装见备注
复方碘伏消毒剂	适用于手、皮肤消毒，部分可用于黏膜消毒		小包装 7 天（连续使用不超过 7 天）大包装见备注
戊二醛	适用于不耐热诊疗器械、器具与物品的浸泡消毒	2%	≤14 天
邻苯二甲醛	适用于不耐热诊疗器械、器具与物品的浸泡消毒	0.55%	≤14 天
氯己定	适用于手术及注射部位皮肤和伤口创面消毒、手消毒	有效含量≥2 g/L 氯己定-乙醇（70%，体积比）溶液	连续使用≤7 天
	适用于对口腔、阴道或伤口创面的消毒	有效含量≥2 g/L 氯己定水溶液	

消毒剂名称	使用范围	浓度	开启后使用时间
含氯消毒剂	适用于细菌繁殖体污染物品、物体及表面的消毒	用含有效氯500 mg/L消毒剂浸泡、擦拭、喷洒	现配现用或≤24小时
	适用于经血传播病原体、分枝杆菌和细菌芽胞污染物品、物体及表面的消毒	用含有效氯2000～5000 mg/L消毒剂浸泡、擦拭、喷洒	
	适用于分泌物、排泄物的消毒	用含氯消毒剂干粉，使有效氯含量达到10000 mg/L	
	适用于医院污水的消毒	用干粉按有效氯50 mg/L用量加入	
季铵盐类	适用于环境、物体表面、黏膜消毒	1000～2000 mg/L	连续使用≤7天
	适用于皮肤消毒	复方季铵盐原液	遵循产品说明书
双链季铵盐	适用于环境、物体表面消毒	250 mg/L	现配现用或≤24小时
	适用于皮肤的消毒	250 mg/L	遵循产品说明书
	适用于黏膜的消毒	500 mg/L	
过氧乙酸	适用于耐腐蚀物品、物体表面的消毒	0.1%～0.2%过氧乙酸浸泡、擦拭	现配现用或≤24小时
	适用于环境的消毒	0.2%～0.4%过氧乙酸喷洒	
	适用于室内空气的消毒	15%过氧乙酸（7 ml/m³）熏蒸	
	配合专用机械消毒设备，可用于内镜的灭菌	60%	遵循产品说明书

消毒剂名称	使用范围	浓度	开启后使用时间
过氧化氢	适用于外科伤口、皮肤、黏膜冲洗消毒，以及室内空气消毒	3%	≤24小时 建议使用小包装

注：大包装保存时间无统一规定，因使用频次、环境温度、湿度等因素对使用期限有影响，开瓶后有效期应遵循其产品说明书。灭菌用消毒剂的菌落总数应为0 CFU/ml；皮肤黏膜消毒剂的菌落总数应符合相应标准要求；其他使用中消毒剂的菌落总数应≤100 CFU/ml，不得检出致病性微生物。

（张芹）

● 呼吸机内部结构是否需要定期拆开消毒？

目前常用的呼吸机的气路结构大致可分为两种类型。

（1）全部气路可拆卸式：主机内部气路、患者呼吸回路，均可以拆卸、清洁和消毒，这类呼吸机的内部结构则需要定期拆开消毒。

（2）部分气路可拆卸式：呼吸机主机内部气路不能拆，只有患者吸气和呼气回路的管道可拆下清洁消毒。该类呼吸机的内回路出入口一般安装有可定期更换的过滤器，故内部结构不需要定期拆开消毒。建议由工程师按产品说明书定期保养维修。

（张芹）

● 因面积受限，无法将部分手术器械集中于消毒供应中心处置，如何实现消毒供应的集中管理？

《医院消毒供应中心第1部分：管理规范》（WS 310.1—2016）规定：在CSSD面积满足需求时，手术器械应回收至CSSD集中处置。但当出现CSSD分别设置，或现有CSSD面积受限，已在手术室设置清洗消毒区域的医院，可以在手术室清洗消毒区域开展手术器械复用处置，并符合《医院消毒供应中心第1部分：管理规范》（WS 310.1—2016）、《医院消毒供应中心第2部分：清洗消毒及灭菌技术操作规范》（WS 310.2—2016）、《医院消毒供应中心第3部分：清洗消毒及灭菌效果监测》（WS 310.3—2016）规范要求，按消毒供应中心设置在手术室的分中心进行统一管理。

（苏小兰）

● 如何理解"有保证消毒制度落实的措施"？

（1）根据《医疗机构消毒技术规范》（WS/T 367—2012）的要求，对所有消毒操作进行规定，包括制订工作流程。

（2）建立培训机制，使所有从事消毒工作的人员能够掌握临床所需要的消毒方法和防护措施。

（3）建立与消毒质量有关的评价标准与措施，定期开展消毒质量评价和持续改进。

（4）对消毒效果监测进行专人管理，并实行多部门协作联合监管机制，保证措施落实。

（5）督查执行消毒制度留下的痕迹，包括消毒设施、设备、消毒监测及各种消毒记录。

（苏小兰）

第二节 空气消毒与管理

● 有人状态下的室内空气消毒常用的方法有哪几种？在消毒过程中需要注意哪些问题？

（1）有人状态下的室内空气消毒常用方法见《医院空气净化管理规范》（WS/T 368—2012）中5.1、5.2、5.4、5.5、5.6中规定。

（2）应按照产品使用说明书定期对机械通风设备或空气消毒器进行清洁，遇污染及时清洁和消毒。定期对空气洁净系统过滤网进行清洗，粗、中、高效过滤器应定期更换。详见《医院空气净化管理规范》（WS/T 368—2012）中5.3.2维护与保养要求。

（刘竹 田晶）

● 医疗机构空气消毒的方法有哪些？哪些区域需要空气消毒？

1. 医疗机构空气消毒的方法

参见《医院空气净化管理规范》（WS/T 368—2012）空气净化方法相关内容。

2. 需要空气消毒的部门

（1）低风险区域（包括行政管理区、教学区、图书馆、生活服务区等）和中等风险区域（包括普通门诊、普通病房等），一般情况下首选自然通风，自然通风不良时宜采用机械通风，不需要额外的其他空气消毒措施。

（2）高风险区域（包括感染性疾病科门诊、病房等）和极高风险区域（包括手术室、重症监护病房、器官移植病房等），应进行日常空气消毒。

（3）不论是哪一类区域，怀疑与空气有关的感染暴发时，应按照《疫源地消毒总则》（GB 19193—2015）采取除通风外的额外空气消毒措施。

（刘竹　田晶）

● 空气消毒器的使用和维护需要注意什么？空气消毒器的配置数量如何确定？

1. 空气消毒器使用和维护的注意事项

（1）消毒器应符合国家有关规定，应对相关证件进行审核并存档备案。

（2）应掌握所用消毒器的性能、使用寿命、影响因素及可能产生的危害，应用时间和场所应符合使用说明书规定。

（3）应根据消毒器的性能和使用说明书建立使用、检修、更换、维护相关的制度、操作流程，做好相关记录。

（4）应根据环境温度、湿度、洁净度及微生物种类调整消毒时间或循环次数。

（5）应定期进行空气消毒效果监测或验证。如监测或验证结果不达标，应及时查找原因，采取措施。

2. 空气消毒器的配置数量

空气消毒器的配置数量，根据各空气消毒器的使用说明书和房间容积确定。

（田晶　邓小华）

● **病理科废气如何处理**？

病理科工作中病理组织标本的制作需要使用大量甲醛、二甲苯等挥发性、刺激性的试剂，是病理科废气的最主要污染源，长期吸入对医务人员身体有极大损害。因此，病理实验室需要安装设计良好的通风排气系统，保证室内空气定向流动。宜采用局部加全室通风排气系统：通风柜台适用于取材、配制和使用有害的化学试剂时的局部通风，使工作中产生的有害废气从通风柜里排走而不会散发到整个实验室；排气扇适用于全室通风，将实验室中的有害废气排出。同时，实验室应做好甲醛、二甲苯等有害气体的浓度监测和报警设置，发现问题及时解决。

有文献提出室内与外界空气的更换频率不少于 2 次/小时，某些特殊的场所（如取材室、标本储存室）室内通风频率至少需要 6 次/小时，才能保证实验室人员安全。国内已有用无醛无苯新型环保试剂进行组织处理及制片以保护工作人员、减少废气对环境污染的报道。

（安寒　邓小华）

● **空气消毒记录包括的项目有哪些**？

空气消毒记录包括项目见表 6-4。

表 6-4 空气消毒记录表

科室：　　　　　　房间：　　　　　　消毒方法：

日期	消毒器编号[1]	空气消毒						操作者	备注[2]
		时间		状态		环境			
		开始	结束	正常	异常	温度	湿度		

注：（1）消毒器或紫外线灯固定安装可在消毒方法里记录相应信息；如为悬挂式紫外线灯照射可改为记录灯管累计照射时间，更换灯管在备注栏记录。

（2）应结合实际增加机器故障或断电等突发情况、补救措施、辐照强度监测结果、空气消毒效果监测或验证结论、更换紫外线灯管等记录。

（田晶　邓小华）

● **手术部（室）可选用哪些方法净化空气?**

手术部（室）可选用净化空气的方法见《医院空气净化管理规范》（WS/T 368—2012）第6.1条相关内容。

（卢杰）

● **诊疗区域的通风方式有哪几种? 如何选择不同的通风方式?**

诊疗区域的通风方式参见《医院空气净化管理规范》（WS/T 368—2012）第5.1条通风相关内容。

（卢杰）

● **医院是否必须或全部建立洁净手术室? 洁净手术室需要安装空气消毒设施或进行空气消毒吗?**

（1）否。可根据手术（类别）需要建立一部分洁净手术室，一部分为普通手术室，避免资源浪费。

（2）不需要。洁净手术室是具有空气净化设施设备的手术室，无需额外安装空气消毒设施。

（苏小兰）

● **手术室（间）空气监测不达标，应该怎样查找原因?**

洁净手术室（间）和普通手术室（间）空气监测不达标的原因不同，下面分开叙述。

1. 洁净手术室（间）

（1）采用空气沉降法进行细菌培养不达标时，首先排查培养皿是否被污染，监测方法是否规范，再按下列顺序进行排查：压差或气流流向—温湿度—清洁卫生—粗、中、高效过滤器—净化系统是否定期清洁维护。

（2）洁净手术室的换气次数、风速、静压差、最小新风量、尘埃粒子等监测不达标，首先应排查监测方法是否规范等人为影响因素，必要时请净化系统专业技术人员进行专业排查。

2. 普通手术室（间）

(1) 监测方法是否规范，对照培养皿是否阴性。

(2) 空气消毒设施、设备功能是否正常。

(3) 空气消毒时间是否符合要求。

(4) 手术间环境是否符合要求（是否密闭、清洁等）。

（苏小兰）

第三节　消毒产品及一次性医疗用品的管理

● 消毒产品包括哪些？分几类管理？

消毒产品包括：消毒剂、消毒器械（含生物指示物、化学指示物和灭菌物品包装物）和卫生用品。按照消毒产品用途、使用对象的风险程度实行分类管理。

(1) 第一类是具有较高风险，需要严格管理以保证安全、有效的消毒产品，包括用于医疗器械的高水平消毒剂和消毒器械、灭菌剂和灭菌器械，皮肤、黏膜消毒剂，生物指示物、灭菌效果化学指示物。

(2) 第二类是具有中度风险，需要加强管理以保证安全、有效的消毒产品，包括除第一类产品外的消毒剂、消毒器械、化学指示物，以及带有灭菌标识的灭菌物品包装物、抗（抑）菌制剂。

(3) 第三类是风险程度较低，实行常规管理可以保证安全、有效的除抗（抑）菌制剂外的卫生用品。

（卢杰）

● 消毒产品及一次性医疗用品购进时需索取哪些证件？审核部门和内容？

1. 需要索取的证件

(1) 第一类、第二类消毒产品：①国产产品生产单位的消毒产品生产企

115

业卫生许可证，进口产品生产国或地区允许生产销售的证明文件和报关单；②产品的卫生安全评价报告（至少包括标签、使用说明书、第三方检验报告与结论、执行标准）或卫生许可批件。

（2）第三类消毒产品：国产产品生产单位的消毒产品生产企业卫生许可证，进口产品生产国或地区允许生产销售的证明文件和报关单。

（3）一次性医疗用品：①医疗器械生产企业许可证；②医疗器械注册证。

（4）中间商提供的产品：经营企业的营业执照、经营企业的医疗器械经营许可证、生产企业对经营企业和经营企业对销售人员的授权书及销售人员的身份证复印件，并需加盖经营企业的红色印章。如为进口产品，则需要出具产品生产国或地区允许生产销售的证明文件、报关单。

2. 审核部门

医院感染管理科（部门）或医院指定的分管部门。

3. 证件审核的主要内容

（1）证件是否齐全，是否在有效期内。

（2）产品是否在证件所许可的生产（经营）许可范围内。

（3）证件复印件是否加盖原证持有者印章。

（4）证件的法人代表、厂址等信息是否一致。

（5）各级授权书的内容是否齐全，包括授权销售产品范围、销售地域范围及有效时间、法人代表签名等。

（刘莉）

● 怎样对消毒产品及一次性医疗用品进行监管？

1. 医院感染管理科（部门）

（1）对全院使用的消毒产品及一次性医疗用品进行监督管理。

（2）对拟购入的消毒产品及一次性医疗用品进行相关资质审核，并存档。

（3）对资质和使用效果进行抽查，定期开展消毒与灭菌效果监测，及时向使用科室反馈存在的问题并提出改进措施。

2. 采购、保管部门及临床科室

采购、保管部门及临床科室在各自管理环节内行使其职责。

（李虹）

● **医疗机构对一次性医疗用品的储存、使用及用后处理有哪些要求?**

1. 对一次性医疗用品的储存要求

消毒供应中心负责全院一次性无菌医疗用品验收、储存保管、发放等环节的质量控制和相关登记。

（1）库房保持整洁、阴凉干燥、通风良好。产品按有效期的先后顺序摆放于存放架上，有效期标识向外，距地面大于 20 cm，距墙壁大于 5 cm，距天花板大于 50 cm。

（2）进入无菌物品存放区的产品必须先拆除外（运输）包装。不得发放包装破损、过期、不洁以及标识不清的产品。

（3）库房的温湿度符合要求，应有相应的监测设备和记录。

2. 一次性医疗用品使用中的管理要求

（1）临床科室领用的一次性无菌医疗用品，必须分类放置于无菌物品存放间或柜，并按有效期先后排列并使用。

（2）使用前仔细检查小包装有无破损、失效、不洁以及标识不清等，小包装上应标注生产厂址和医疗器械注册证号等信息，并在有效期内。

（3）进口的医疗器械应当有中文说明书、中文标签，说明书中注明医疗器械的原产地以及代理人的名称、地址、联系方式。

（4）外请专家手术所使用的自带医用耗材必须是资质齐全，并经医务科同意报设备处备案后方能使用。

（5）发现不合格无菌器械，应立即停止使用、封存，并及时报告所在地药品监督管理部门，不得擅自处理。

（6）一次性使用的医疗器械不得重复使用。

（7）重复使用的医疗器械，应当按照国家相关规定处理，方可再次使用。

（8）使用大型医疗器械以及植入和介入类医疗器械时，临床科室医生应

117

及时将医疗器械名称、关键性技术参数（具有唯一性的产品条码）以及与质量安全密切相关的必要信息记录到病历等相关文书中。

（9）妥善保存购入第三类医疗器械的原始资料，并确保信息具有可追溯性。

（10）建立热原反应追查制度，如有异常，应留取标本送检，及时上报医院感染管理科（部门）、护理部和设备科。

3. 一次性医疗用品使用后的处理要求

（1）使用后的一次性医疗用品应当按照医疗废物管理规定进行规范处置。

（2）经验证为不合格的无菌器械，须在所在地药品监督管理部门的监督下予以处理。

（3）使用无菌器械发生严重不良事件时，应在事件发生后 24 小时内，报告所在地省级药品监督管理部门和卫生行政部门。

（李虹）

第四节　消毒灭菌督查与考核

● **医院感染管理科（部门）如何牵头对科室的消毒灭菌工作进行督查与考核？**

（1）医院感染管理科（部门）根据医院感染相关法规、规范和技术标准等，制订符合工作实际的、不同科室的消毒灭菌质量标准操作规程（SOP）和考核标准。

（2）督促各科室开展内部培训，使医务人员知晓和落实科室 SOP 和考核标准。

（3）医院感染管理科（部门）牵头对消毒灭菌质量进行督查和考核，方案包括：

1）督查时间：日常监测、定期抽查监测频率。

2）督查内容：清洗与清洁效果监测、清洗消毒器及其效果监测、灭菌效果监测。

3）监测数量：将需监测的部门、范围、消毒和无菌容器等进行制表编号，确定抽查数量及监测周期。

4）督查人员：科室质量管理人员、医院感染管理专职人员、医院其他部门协助督查人员。

（4）督查有记录、有反馈、有分析、有改进措施、有追踪。

（赵鸿鹰）

● 消毒管理工作的多部门协作应包括哪些部门？如何落实？

1. 消毒管理工作的部门与职责

参与消毒工作的部门应包括：医院感染管理科（部门）、护理部、消毒供应中心、设备科、信息科、总务科、手术部、临床科室、洗衣房等。由以上部门成员组成医院消毒管理小组，并履行以下职责：

（1）负责制订、修订、落实消毒管理制度。

（2）负责对拟进院消毒产品相关资质进行审核。

（3）各部门协作，定期开展联合检查和多部门工作协调。

（4）负责全院员工消毒知识培训。

（5）对医院环境、物品消毒工作提供技术指导。

（6）发生医院感染暴发事件时，负责制订消毒隔离措施，并组织各部门实施，同时对控制效果进行评价。

（7）协助医院感染管理委员会完成消毒相关管理工作。

2. 多部门协作消毒管理工作的落实

（1）医院消毒管理小组负责对消毒管理各项工作进行督导落实，针对消毒隔离技术进行培训和指导。

（2）医院感染管理科牵头组织，其他相关职能部门参与：

1）每月对科室医务人员、保洁员、工人手卫生依从性及正确性进行观察，并统计分析全院手卫生依从率和正确率。

2）每季度对环境卫生学与使用中消毒剂进行监测，根据采样结果反馈清洁消毒情况；对污水处理站和医疗废物暂存点进行督查，保证余氯含量在正常范围，对医疗废物分类、运输、存储进行规范管理与登记；每季度对洗衣房、消毒供应中心的消毒灭菌质量进行抽检等。

3）定期或不定期抽查灭菌物品、消毒剂、药液等医疗用品的有效期，针对不合格情况下发整改通知书进行整改并追踪整改效果。

（3）临床科室医院感染管理小组：

1）每月对科室清洁消毒合格率进行自查，分析清洁消毒方面存在的问题和不足并加以整改。

2）保证科室设置足够流动水洗手池、洗手液和干手设施、速干手消毒剂。

3）设置清洁消毒登记本，由护士或保洁人员负责登记。

（卢杰　徐世兰）

● 针对消毒与灭菌的各个环节，消毒供应中心如何落实管理制度？

（1）应建立健全岗位职责、操作规程、消毒隔离、质量管理、监测、设备管理、器械管理及职业安全防护等管理制度和突发事件的应急预案。

（2）应建立植入物与外来医疗器械专岗负责制，人员应相对固定。

（3）应建立质量管理追溯制度，完善质量控制过程的相关记录。

（4）应定期对工作质量进行分析，落实持续改进。

（5）应建立与相关科室的联系制度，并主要做好以下工作：①主动了解各科室专业特点、常见的医院感染及原因，掌握专用器械、用品的结构、材质特点和处理要点；②对科室关于灭菌物品的意见有调查、反馈、落实，并有记录。

（6）医院应根据 CSSD 的工作量及各岗位需求，科学、合理配置具有执业资格的护士、消毒员和其他工作人员。

（7）CSSD 的工作人员应当接受与其岗位职责相应的岗位培训，正确掌握《医院消毒供应中心第 1 部分：管理规范》（WS 310.1—2016）规定的知识与技能。

（8）应建立 CSSD 工作人员的继续教育制度，根据专业进展，开展培训，更新知识。

（卢杰）

● 消毒供应中心消毒和压力蒸汽灭菌质量的监测内容有哪些？如何管理？

详见《医院消毒供应中心第 1 部分：管理规范》（WS 310.1—2016）中 4.3 消毒质量的监测和 4.4.2 压力蒸汽灭菌的监测相关内容，并参见第三章相关问题解答。

（卢杰）

● 内镜消毒有哪些关键环节？如何进行质量监管和监测？

1. 内镜消毒的关键环节

（1）消毒前进行分类处理：

1）进入人体无菌组织、器官，或接触破损皮肤、破损黏膜的软式内镜及附件应进行灭菌。

2）与完整黏膜接触，而不进入人体无菌组织、器官，也不接触破损皮肤、破损黏膜的软式内镜及附属物品、器具，应进行高水平消毒。

3）与完整皮肤接触而不与黏膜接触的用品宜低水平消毒或清洁。

（2）宜每次清洗前测漏或至少每天测漏 1 次，在消毒灭菌前应进行彻底清洗。

（3）清洗剂和消毒剂的作用时间、浓度及使用期限应遵循产品说明书和《软式内镜清洗消毒技术规范》（WS 507—2016）要求，所用酶剂应保证一人一用一更换，按要求进行消毒剂浓度监测。

（4）消毒后的内镜应采用纯化水或无菌水终末漂洗，浸泡灭菌的内镜应采用无菌水进行终末漂洗。应建立内镜终末漂洗用的纯化水或无菌水质量管理措施。

（5）每日首次诊疗前，应对拟使用的消毒类内镜进行再次消毒、终末漂洗、干燥。

（6）工作人员防护应符合《软式内镜清洗消毒技术规范》（WS 507—2016）附录 A 要求。

2. 内镜消毒的监管方法

见《软式内镜清洗消毒技术规范》（WS 507—2016）中 7.6 质量控制过

程的记录与可追溯要求。

3. 内镜消毒的质量监测方法

（1）清洗系统可追溯性，准确记录每名患者所用内镜的清洗信息。登记内容包括：患者姓名、使用内镜的编号、清洗时间（酶洗时间）、消毒时间、操作人员姓名。

（2）消毒剂浓度参照《软式内镜清洗消毒技术规范》（WS 507—2016）要求，必须每日定时监测并做好记录，保证消毒效果。

（3）定期生物监测：①消毒后的内镜每季度生物监测并做好记录；②灭菌后的内镜每月生物监测并做好记录。

（4）为保障内镜消毒效果应开展的监测项目、频次、判定标准等参见第三章内镜监测相关问题解答。

（苏小兰）

第七章　职业防护与技术

第一节　隔离预防

● 什么是隔离预防？

隔离预防（isolation precaution）是防止医院感染性因子从患者或带菌者传播给其他人的一种有效措施。隔离预防的目的是采取有效的隔离技术，切断感染链中的传播途径，防止病原微生物在患者、医务人员及媒介物中播散，减少已知和未知的感染源造成医院感染的传播，减少医院感染的发生和暴发流行。隔离预防包括标准预防和额外预防（接触隔离、飞沫隔离、空气隔离）。

（徐世兰　王妍潼）

● 什么是标准预防？

标准预防（standard precaution）是基于患者的血液、体液、分泌物、排泄物（不包括汗液）、非完整皮肤和黏膜均可能含有感染性因子的原则，医院所有患者和医务人员接触上述物质者，必须采取的一组预防感染的措施。

（金宗英）

● **标准预防的特点是什么？**

（1）强调双向预防，既防止疾病从患者传播至医护人员也防止疾病从医护人员传播至患者。

（2）既防止血源性疾病的传播又防止非血源性疾病的传播。

（3）根据疾病的传播途径，在标准预防基础上采取额外预防措施：空气隔离、飞沫隔离和接触隔离。

（刘永芬）

● **标准预防的措施包括哪些？**

实施"标准预防"是成功、有效、经济的医院感染预防与控制的主要策略之一，通常包括手卫生，使用个人防护用品，呼吸卫生/咳嗽礼仪，正确安置及运送患者，及时、正确地处理污染的医疗器械、器具、织物和环境，安全注射等方面。针对血源性病原体防护的标准预防，我国卫生行政部门要求各级医疗机构：①配置洗手和洗眼设施；②使用适宜的个人防护用品；③合理安置患者；④制订并遵守环境操作规程，包括医疗废物处理、工作场所的清理清洁和被服清洁；⑤对锐器进行适当的处理和处置；⑥制订适宜的职业安全卫生工作操作规程；⑦保障生物标本的处理与运送安全；⑧配备相应的医疗卫生设备并定期进行清洗、运输和维护。

（徐世兰　钟彦）

● **常见三种传播途径包括哪些？**

（1）空气传播：带有病原微生物的微粒子（$\leqslant 5\ \mu m$）通过空气流动导致的疾病传播。

（2）飞沫传播：带有病原微生物的飞沫核（$> 5\ \mu m$），在空气中短距离（1 m内）移动到易感人群的口、鼻黏膜或眼结膜等导致的传播。

（3）接触传播：病原体通过手、媒介物直接或间接接触导致的传播。

（徐世兰　钟彦）

● **额外预防的措施包括哪些**？

额外预防措施是在标准预防的基础上，根据疾病的传播途径采取的相应隔离与预防措施，详见表7－1。

表7－1　额外预防的类别及采取的预防与控制措施

隔离类别	标准预防	患者的隔离	医务人员的防护	适用疾病（参见 WS/T 311—2009）
空气隔离（黄色标识）	✓	1. 单人隔离并加强通风	1. 佩戴医用防护口罩	麻疹、水痘、开放性肺结核、严重急性呼吸综合征（SARS）、流行性出血热等
		2. 无条件时才能同病同室	2. 进行可能发生喷溅的诊疗操作时，戴防护镜/面罩和穿隔离衣/防护服	
		3. 尽量转送专科或定点医院	3. 接触患者及其血液、体液、分泌物、排泄物等物质时必须戴手套	
		4. 限制患者活动范围		
		5. 做好空气消毒		
飞沫隔离（粉色标识）	✓	1. 单人隔离并加强通风	1. 近距离（小于1 m）接触，需戴医用外科口罩/防护口罩	白喉、流行性感冒、流行性脑脊髓膜炎、流行性腮腺炎、百日咳、人感染高致病性禽流感、手足口病等
		2. 无条件时才能同病同室	2. 进行可能发生喷溅的诊疗操作时，戴防护镜/面罩和穿隔离衣/防护服	
		3. 转送时戴医用外科口罩	3. 接触患者及其血液、体液、分泌物、排泄物等物质时必须戴手套	
		4. 限制患者活动范围		
		5. 患者之间、患者与探视者相隔1 m以上距离		

隔离类别	标准预防	患者的隔离	医务人员的防护	适用疾病（参见 WS/T 311—2009）
接触隔离（蓝色标识）	✓	1. 单人隔离或同病同室	1. 及时正确洗手	多重耐药菌感染、难辨梭状芽胞杆菌/诺如病毒/轮状病毒肠胃炎、单纯性疱疹、带状疱疹、脓疱病、水痘、疥疮等
		2. 限制活动范围	2. 正确使用防护用品，如手套和隔离衣	
		3. 减少转运	3. 明确标示，限制出入	
		4. 尽量减少对其他患者和环境的污染	4. 正确处理医疗废物	

（徐世兰　刘永芬）

● 何谓安全注射？实现安全注射的措施有哪些？

1. 安全注射的定义

安全注射是指注射不伤及接受者和提供者，并且保障所产生的废物不对社会造成危害。因此，要确保提供安全注射所需要的条件，并坚持遵守安全操作规程。

2. 实现安全注射的措施

（1）改善患者和医护人员的行为，降低过度注射，保障注射安全。

（2）提供安全注射装置和容器。

（3）锐器废物管理。开展有效、安全和环保的锐器废物管理，减少因针刺造成的伤害。

（徐世兰　王妍潼）

● 何谓呼吸卫生/咳嗽礼仪？具体要求是什么？

1. 呼吸卫生/咳嗽礼仪的定义

呼吸卫生/咳嗽礼仪也称呼吸道卫生，是通过源头预防与控制呼吸道病原体传播的一项综合措施，适用于所有具有呼吸道症状和体征的人员，包括医务人员、患者和探视者。

2. 呼吸卫生/咳嗽礼仪的具体要求

（1）呼吸道感染患者外出应戴医用外科口罩。

（2）在咳嗽或打喷嚏时用纸巾盖住口鼻。

（3）用后的纸巾应丢弃垃圾桶。

（4）接触呼吸道分泌物后实施手卫生。

（5）与其他人保持 1 m 以上距离。

（徐世兰　王妍潼）

第二节　个人防护用品使用

● 什么是个人防护用品？怎样正确选用？

1. 个人防护用品的定义

个人防护用品（Personal Protective Equipment，PPE）是用于保护医务人员避免接触感染性因子的各种屏障用品，包括口罩、手套、护目镜、防护面罩、防水围裙、隔离衣、防护服等。

2. 个人防护用品选用的原则

（1）当医务人员的手可能接触血液、黏膜、破损的皮肤，或进行血管穿刺，接触污染物、其他潜在污染物或被污染的表面时，应戴手套。

（2）可能发生血液或其他潜在污染物喷溅、洒落污染眼、鼻和口时，应同时戴口罩和护目镜或面罩。

（3）可能发生职业暴露时，应穿着工作服、围裙、隔离衣、手术衣或其他适宜的防护服。具体穿戴何种防护服根据暴露程度而定。

（4）可能发生大量的血液或潜在污染物污染时，应穿戴手术帽、鞋套和/或工作鞋。

（徐世兰　刘永芬）

● 常用防护用品的穿脱流程？

防护用品应符合国家相关标准，在有效期内使用，具体使用要求和使用方法参见《医院隔离技术规范》（WS/T 311—2009）中第 6 条和附录 A、B、C、D 相关内容。

（1）医用防护口罩佩戴流程：见图 7 - 1。

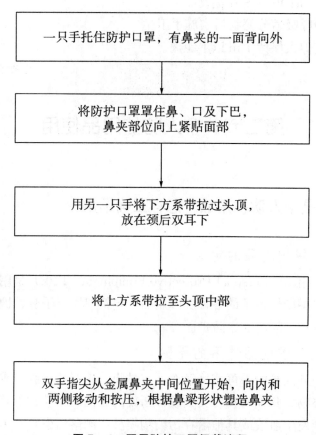

图 7 - 1　医用防护口罩佩戴流程

（2）无菌手套戴、脱流程：见图 7-2。

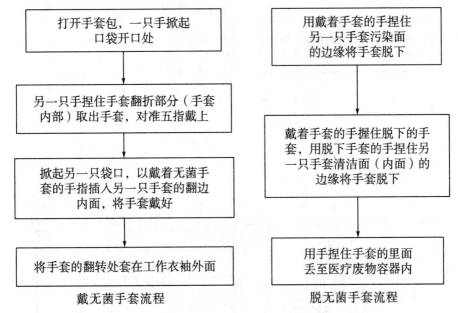

| 戴无菌手套流程 | 脱无菌手套流程 |

图 7-2　无菌手套戴、脱流程

注意事项：

1. 诊疗护理不同的患者之间应当更换手套。

2. 操作完成后脱去手套，应按规定程序与方法洗手，戴手套不能替代洗手，必要时进行手消毒。

3. 操作时发现手套破损时，应及时更换。

4. 戴无菌手套时，应防止手套污染。

（3）隔离衣穿、脱流程：见图 7-3。

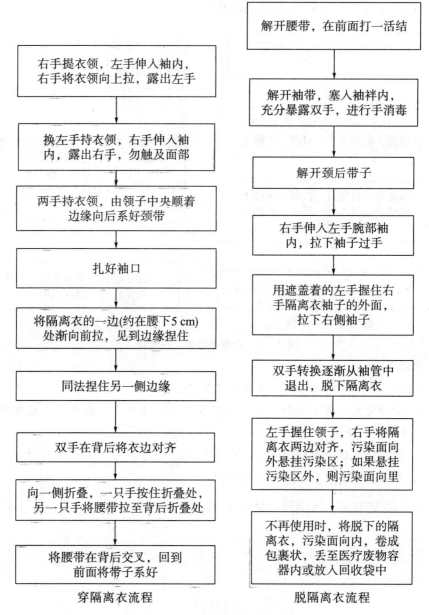

图7-3 隔离衣穿、脱流程

注意事项:

1. 隔离衣和防护服只限在规定区域内穿脱。

2. 穿前应检查隔离衣和防护服有无破损,穿时勿使衣袖触及面部及衣领。

3. 发现有渗漏或破损应及时更换,脱时应注意避免污染。

（4）防护服穿、脱流程：见图 7-4。

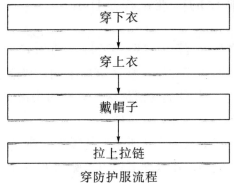

穿防护服流程

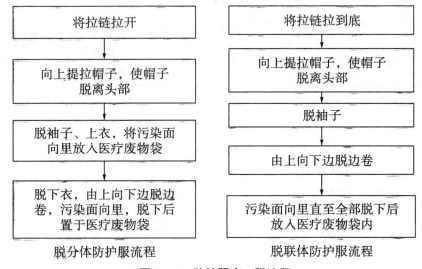

脱分体防护服流程　　脱联体防护服流程

图 7-4 防护服穿、脱流程

注意事项：

1. 离开隔离区前应对佩戴的眼镜进行消毒。

2. 医务人员接触多个同类传染病患者时，防护服可连续应用。

3. 接触疑似患者，防护服应每个患者之间进行更换。

4. 防护服被患者血液、体液、污物污染时，应及时更换。

5. 医务人员应严格执行区域划分的流程，按程序做好个人防护，方可进入病区，下班前应沐浴、更衣后，方可离开隔离区。

（徐世兰　朱德智）

● **PPE 穿脱顺序的标准流程是什么?**

根据《医院隔离技术规范》(WS/T 311—2009),个人防护装备(PPE)的穿脱顺序标准在普通病区和特殊病区有所不同,普通病区穿脱 PPE 的标准流程如图 7-5 所示;特殊病区清洁区、潜在污染区和污染区之间的 PPE 穿脱标准流程,如图 7-6 和图 7-7 所示。

个人防护用品的穿戴顺序应视所采取的隔离措施及其功能而定。如果采取空气隔离或者飞沫隔离,建议先戴口罩再戴帽子,确保在脱卸时能最后摘除口罩;如果采取接触隔离,手套应最后佩戴、最早摘下。

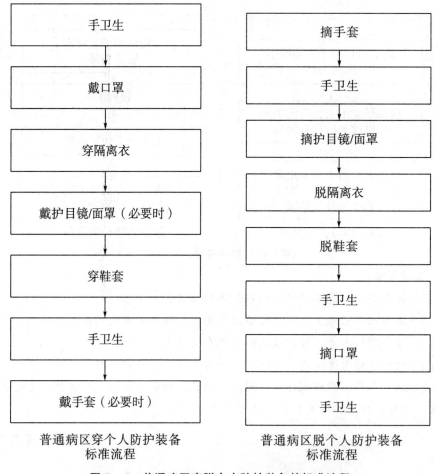

普通病区穿个人防护装备
标准流程

普通病区脱个人防护装备
标准流程

图 7-5 普通病区穿脱个人防护装备的标准流程

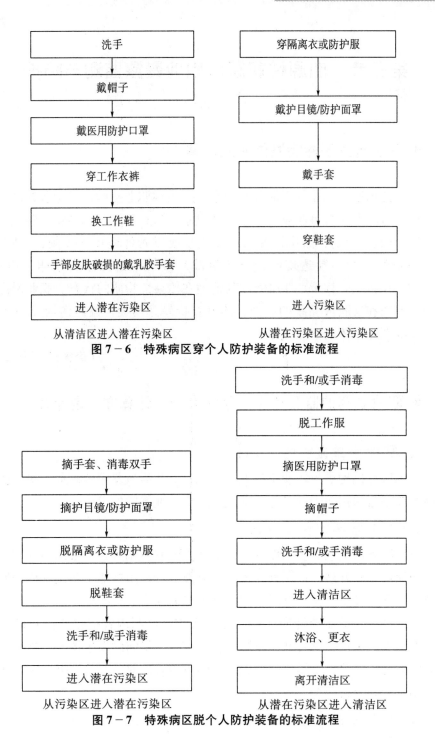

从清洁区进入潜在污染区   从潜在污染区进入污染区
图 7 - 6 特殊病区穿个人防护装备的标准流程

从污染区进入潜在污染区   从潜在污染区进入清洁区
图 7 - 7 特殊病区脱个人防护装备的标准流程

（徐世兰 朱德智）

第三节　血源性病原体职业暴露监测与防护

● 什么是血源性病原体职业暴露?

血源性病原体职业暴露简称职业暴露,也称职业接触,是指包括医务人员在内的劳动者在从事职业活动中,通过眼、口、鼻及其他黏膜、破损皮肤(皮炎、倒刺、割伤、擦伤、磨伤和痤疮)或胃肠外途径(针刺、人咬伤、擦伤和割伤等途径穿透皮肤或黏膜屏障)接触含血源性病原体(Bloodborne Pathogens,BBP)的血液或其他潜在传染性物质的状态。职业暴露主要分锐器伤和皮肤或黏膜的血液、体液直接暴露两类,锐器伤构成80%以上的血源性病原体的职业暴露。

(徐世兰　金宗英)

● 职业暴露的监测意义、监测方法、计算方法是什么?

1. 职业暴露监测的意义

了解医疗机构员工职业暴露发生情况,寻找导致暴露的高危环节,指导开展职业暴露的预防干预措施,降低或避免职业暴露的发生。

2. 职业暴露的监测方法

(1) 医务人员锐器伤和血液、体液暴露的基线调查:可采用问卷调查和个人访谈的方式开展。该调查为横断面调查设计,虽然能了解调查机构医务人员职业暴露发生、报告情况,但不能追踪源患者。

(2) 医务人员血源性职业暴露监测系统:监测内容根据监测目的而不同,但至少应包括暴露者和暴露源的基本信息、暴露的发生情况、受血源性病原体的污染情况、暴露后的处置与追踪等内容。对监测的数据,医疗机构应定期统计和分析。

3. 职业暴露的计算方法

(1) 每100张床位的锐器伤发生率:可反映医疗机构职业暴露发生的总

体情况，并与其他机构进行比较，但需要考虑漏报、患者的类别等因素的影响。计算公式如下：

$$每100张床位每年的锐器伤发生率=\frac{发生锐器伤例数/年}{实际开放床位数/年}\times100\%$$

（2）不同职业锐器伤发生率：以某院某工作类别1年发生的锐器伤为分子，监测期间该院某工作类别全日制员工数量为分母，公式表示如下：

$$某工作类别锐器伤发生率$$
$$=\frac{某工作类别发生锐器伤例数/年}{某工作类别员工数/年}\times100\%$$

因员工数量是以每日工作8小时的全日制工作人员人数计算，如是小时工作人员，则应换算为全日制工作人员人数。

（3）每10万某型锐器的锐器伤发生率：用于比较不同锐器或设备引起职业暴露的风险，评估安全工具的效能。要求暴露者在报告锐器伤时精确地描述其使用的锐器的种类和型号。计算公式如下：

$$每10万某型锐器在某监测期限的锐器伤发生率$$
$$=\frac{使用某型锐器发生锐器伤例数}{该段时间内该型锐器用量}\times100000$$

（徐世兰　李大江）

● 怎样进行职业暴露知识培训？

医疗机构的所有员工都必须接受预防血源性感染职业暴露的岗前培训和继续教育培训。每年工作任务、工作性质、工作程序变化可能导致员工新的职业暴露时，也需要实施加强培训。高危人群如艾滋病病毒（即人类免疫缺陷病毒，HIV）、乙型肝炎病毒实验室的工作人员需要接受特别培训。

实用性的培训课可在医务人员工作环境中进行，根据临床工作人员上班特点，采用灵活多样的培训时间和方式，如临床感染案例讲解、安全操作演示、案例模拟操作、观看录像、借助网络资源、发放宣传资料等。同时关注重点科室、重点环节、重点流程，结合医疗机构实际情况，制订切实可行、内容丰富的培训计划。培训内容应包括标准预防、血源性疾病的相关知识、职业暴露预防方法、职业暴露后的正确预防与追踪等。强调职业暴露的及时报告，利于维护自身职业安全、获得法律保障，也是培训的内容之一。

（徐世兰　李大江）

● **怎样进行职业暴露风险的控制**？

遵循职业病防治的优先等级原则。首先是消除风险，其次是工程控制、管理措施和行为控制，再次是个人防护和暴露后的预防措施。以上措施加上教育培训等综合干预，80％以上的职业暴露事件是可预防的。

（徐世兰　金宗英）

● **如何预防锐器使用中的职业暴露**？

1. 洗手、戴手套

洗手是预防血源性病原体感染的最简单、最有效的防护措施，研究结果证明有效洗手可以清除99.99％的病毒污染；在操作时戴手套，能减少刺伤时血液入血、避免与感染性物质接触，既保护医务人员又保护患者。

2. 安全规范操作

（1）严禁用双手回套针帽，如果用后的针头不能立即处理，应使用单手回套针帽或采用专门的装置进行。

（2）禁止用手取、拆卸各种锐器或针具，应使用持针器等器械设备处置。

（3）安全运输锐器，禁止手持针、刀片等锐器随意走动。如抢救患者时手拿锐器，要大声提醒周围的人避开。

（4）采用免用手技术，保证锐器或针具在传递过程中经过一个过渡区域安全传递。过渡区域可以是一个盘子、腰盘或手术区的指定区域，将锐器放置到过渡区域时须通知对方。

（5）正确处置使用后锐器。禁止将针头等锐器放置在患者床边、小车台面、操作台等区域，一次性使用的锐器应立即丢入防刺、防渗漏、密封的锐器盒内，尽量将锐器盒放置在手臂可及、视野内位置，锐器盒3/4满时更换。

（6）禁止用手直接拿取被污染的破损玻璃物品，应使用刷子、垃圾铲和夹子等器械处理。禁止直接把手伸入容器中存放和处理被污染的重复性使用的锐器。可重复使用的锐器用完后应放入防穿刺、防渗漏、有警示标识或安全标示和中文警示说明的硬质容器中，以便进行适当处理。

3. 严密观察患者的情况

评估患者是否不配合、狂躁或意识不清。如果操作者感到不舒服或预感到患者可能出现问题时，不要贸然操作，应该尽量寻求其他工作人员或患者家庭成员的帮助。同时告知操作中避免患者任何突然的移动，以防碰撞锐器伤害医务人员。

4. 注意操作环境

注意环境对操作者的影响，如果工作空间过于拥挤狭小，探访者和障碍物过多，光线不够明亮，应该在操作前想办法解决这些问题，确保操作顺利、避免事故发生。如可采取改善照明，保持工作场所整洁和工作台布置良好，确保执行操作所必需的设备在伸手可及的范围内等措施。

（徐世兰）

● 工作中如何预防血液的直接暴露？

预防血液暴露的措施为：①在处理血液或其他潜在污染物质的过程中，应尽量避免喷、溅、洒落和飞扬或产生飞沫；②禁止用口吮吸血液或其他潜在传染性物质；③在收集、处理、操作、储藏和运输过程中，可能造成被血液或其他潜在传染性物质污染的标本应放在防泄漏的容器中；④工作结束后，应使用适当的消毒剂消毒被污染的工作台面；⑤当工作台面被血液、体液或其他潜在传染性物质明显污染后，或在上次清洁后工作台面又被污染，应立即消毒。

（徐世兰）

● 从医院层面应该实施哪些职业暴露管理措施？

（1）医疗机构宜组建卫生安全或血源性病原体职业暴露防护相关组织。

（2）确保职业暴露管理必要的经费投入，保障个人防护用品及设备设施的供应。

（3）建立乙肝病毒、梅毒等特殊防护药品基数并实行专人管理、用后登记的制度。

（4）提供血源防护信息和组织相关培训，包括岗前培训、继续教育等。

（5）开展血源性病原体职业暴露风险的控制，配备足够人员等。特别是采取措施保证安全注射及降低手术职业暴露的风险。

（6）建立医疗机构职业暴露目标性监测与管理系统，完善血源性病原体暴露后的报告和处理程序，规范暴露后评估、预防和随访的程序及管理，了解职业暴露发生情况，找出薄弱环节和高危因素，及时预防治疗，采取针对性干预措施等。

（7）建立、健全员工个人健康监测档案，做好职业暴露记录、医学记录和培训记录的保存、管理、转移，并遵守知情同意和保密原则。

（徐世兰　李大江）

● 职业暴露的紧急处理措施及流程是什么？

1. 职业暴露的紧急处理措施

发生血源性暴露后应立即进行局部处理，紧急处理措施包括：

（1）用肥皂液和/或流动水彻底清洗被污染的皮肤，用清水、0.9％氯化钠注射液（生理盐水）或无菌液反复冲洗被污染的黏膜（口腔、鼻腔、眼睛）。

（2）如有伤口，应当在伤口旁由近心向远心端轻轻挤压，尽可能挤出损伤处的血液，再用肥皂液和/或流动水进行冲洗，尽可能清除污染源；禁止进行伤口的局部挤压和吮吸，因吮吸相当于黏膜暴露。

（3）受伤部位的伤口冲洗后，应当用消毒剂如75％乙醇或者0.5％碘伏进行消毒，并包扎伤口。

局部紧急处理后，应按照医院流程进行报告和接受进一步的处置。

2. 职业暴露的应急处理流程

职业暴露的应急处理流程参考图7-8。

（徐世兰　朱德智）

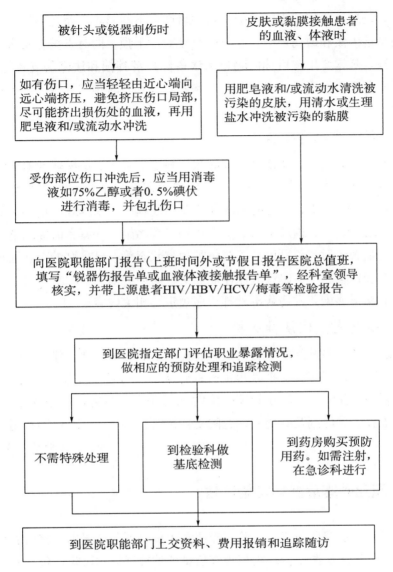

图7-8　××医院医务人员职业暴露后应急处理流程

● **职业暴露为什么要报告？报告内容有哪些？如何提高员工上报的依从性？**

1. 职业暴露报告的重要性

职业暴露如果不报告，不仅会导致暴露者不能获得有效的专业指导和相应的医学处理，增加感染的可能，对预后产生不利影响，而且不利于管理机构发现高危因素和薄弱环节，及早进行针对性干预。同时未报告意味着没有保留证据，暴露者出现后续问题也无法得到经济补偿和法律的支持与帮助。因此，职业暴露发生后及时报告，对暴露者得到及时预防处理和随访咨询至关重要。

2. 职业暴露的报告内容

发生职业暴露后，暴露者应立即报告科室负责人、医院职业暴露管理部门，并寻求进一步的预防处理。报告的内容包括职业暴露发生的时间、地点、过程；暴露方式；暴露的具体部位及损伤程度；暴露源的情况，如暴露源是否被乙肝病毒、丙肝病毒、艾滋病病毒等污染；暴露者的详细情况，包括暴露者是否注射过乙肝疫苗、机体的免疫状态等；已采取的应急处理措施等。报告表格参见《血源性病原体职业接触防护导则》（GBZ/T 213—2008）和《职业暴露感染艾滋病病毒处理程序规定》相关内容。

3. 提高上报依从性的措施

医院应采取多种鼓励报告的措施，提高上报的依从性。建立医院职业暴露报告系统，制订统一上报处理流程；建立对暴露者不责备、不处罚文化，对暴露者采取保密、人性化管理；提供 24 小时服务保障，让暴露者在 24 小时内都能报告并得到及时处理；医院支付预防、治疗、追踪检测费用等。

（徐世兰　李大江）

● **职业暴露后怎样实施评估**？

由医院具备资质与相关经验的专业医生负责评估，提出暴露后的预防处理建议。首先评价源患者，根据现有信息评估被感染的风险，包括暴露源的液体类型和职业暴露类型。对已知源患者，进行乙肝病毒表面抗原、丙肝病毒抗体和艾滋病病毒检测；对未知源患者，评估暴露者被乙肝病毒、丙肝病毒或艾滋病病毒感染的风险。然后评价暴露者，通过乙肝疫苗接种史和接种反应评估暴露者乙肝病毒感染的免疫状况。

（徐世兰　金宗英）

● 乙肝病毒血清标志物及其临床意义？

乙肝病毒（HBV）血清标志物指乙肝血清"两对半"，包括乙肝病毒表面抗原（HBsAg）、抗乙肝病毒表面抗原抗体（抗 - HBs）、乙肝病毒 e 抗原（HBeAg）、抗乙肝病毒 e 抗原抗体（抗 - HBe）、乙肝病毒核心抗体（抗 - HBc），不同检测结果代表着不同的临床意义，具体参见表 7 - 2。

表 7 - 2　HBV 血清标志物及其临床意义

HBsAg	抗 - HBs	HBeAg	抗 - HBe	抗 - HBc	临床意义
+	-	+	-	+/-	HBV 感染，传染性强，病毒复制活跃，俗称"大三阳"
+	-	-	+/-	+	HBV 感染，有传染性，病毒复制减弱，俗称"小三阳"
+	-	-	+	-	HBV 感染，有传染性
+	+	+/-	+/-	+/-	HBV 可能有变异，不同亚型（变异性）HBV 再感染
+	-	-	-	-	急性感染早期，潜伏期或慢性携带者，有传染性
-	+	-	+/-	+	既往 HBV 感染已恢复，有保护力，病毒已基本清除
-	+	-	+	-	既往 HBV 感染已恢复，有保护力
-	+	-	-	-	接种疫苗或既往 HBV 感染已恢复，有保护力
-	-	-	+/-	+	既往 HBV 感染已恢复，无保护力，表面抗体出现前期、低复制
-	-	-	+	-	既往 HBV 感染已恢复，无保护力

续表7-2

HBsAg	抗－HBs	HBeAg	抗－HBe	抗－HBc	临床意义
－	－	－	－	－	既往无 HBV 感染，属易感人群

（李大江）

● 乙肝病毒、丙肝病毒暴露后应采取的预防措施有哪些？

乙肝病毒、丙肝病毒暴露后采取的预防措施详见《血源性病原体职业接触防护导则》（GBZ/T 213—2008）相关建议。

（徐世兰）

● 艾滋病病毒暴露后采取的预防措施是什么？

根据职业暴露级别和艾滋病病毒（HIV）接触源的病毒载量水平决定预防用药方案而实施相应的预防（表7-3～7-5）。预防性用药应当在暴露后4小时内实施，最迟不得超过24小时。但即使超过24小时，也应实施预防性用药。在暴露者可耐受的前提下，给予4周的暴露后预防性用药。育龄妇女在预防性用药期间，应避免或终止妊娠。暴露后72小时内应当考虑对接触者进行重新评估，尤其是获得了新的接触情况或源患者资料时。如果证实源患者未感染血源性病原体，则应立即中断暴露后预防性用药。

表 7-3　HIV 暴露级别

暴露级别	暴露源	暴露类型
一级暴露	体液、血液或者含有体液、血液的医疗器械、物品	暴露源沾染了可能有损伤的皮肤或者黏膜，暴露量小且暴露时间较短
二级暴露	体液、血液或者含有体液、血液的医疗器械、物品	暴露源沾染了可能有损伤的皮肤或者黏膜，暴露量大且暴露时间长。暴露源刺伤或者割伤皮肤，但损伤程度较轻，为表皮擦伤或者针刺伤
三级暴露	体液、血液或者含有体液、血液的医疗器械、物品	暴露源刺伤或者割伤皮肤，损伤程度较重，为深部伤口或者割伤有明显可见的血液

表 7－4　HIV 暴露源的病毒载量水平

病毒载量水平	HIV	临床症状	CD4 计数
不明类型	不能确定		
轻度类型	阳性，滴度低	无	高
重度类型	阳性，滴度高	有	低

表 7－5　HIV 职业暴露预防用药方案

暴露级别	暴露源病毒载量		
	轻度类型	重度类型	不明类型
一级暴露	不用药	基本用药	基本用药
二级暴露	基本用药	强化用药	基本用药
三级暴露	强化用药	强化用药	基本用药

基本用药程序：两种反转录酶制剂，使用常规治疗剂量，连续使用 28 天。

强化用药程序：在基本用药的基础上增加一种蛋白酶抑制剂，使用常规治疗剂量，连续使用 28 天。

（王研潼　徐世兰）

● 梅毒暴露后应采取的预防措施是什么？

关于梅毒职业暴露后感染风险没有足够的证据，一旦发生梅毒感染患者血液或病变组织的明显职业暴露，需要对医务人员进行梅毒血清学检测（非梅毒螺旋体和梅毒螺旋体检测），以排除既往感染和了解基线滴度。梅毒暴露后 24 小时内给予预防性治疗，建议使用单剂量苄星青霉素 240 万单位，肌内注射 3 次，每周 1 次。如对青霉素过敏，可用阿奇霉素 1000 mg，1 次口服或咨询专科建议。

（徐世兰　王妍潼）

● 乙肝病毒、丙肝病毒、艾滋病病毒暴露后怎样进行随访与咨询？

乙肝病毒、丙肝病毒、艾滋病病毒暴露后进行随访与咨询，参见《血源性病原体职业接触防护导则》（GBZ/T 213—2008）相关建议；梅毒暴露后也应在规定时间内进行相应的随访与咨询，有关流程参见图 7-9。

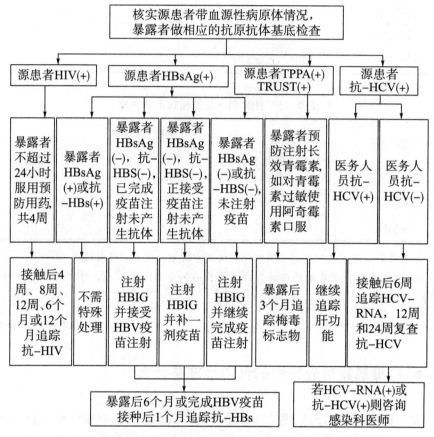

图 7-9 ××医院职业暴露后的预防与随访和咨询流程

TPPA：梅毒螺旋体明胶颗粒凝集试验

TRUST：甲苯胺红不加热血清试验

HBIG：乙肝免疫球蛋白

抗-HIV：抗人免疫缺陷病毒抗体

HCV-RNA：丙肝病毒核糖核酸

抗-HCV：抗丙肝病毒抗体

抗-HBs：抗乙肝病毒表面抗原抗体

注意：污染源不明视为阳性处理

（徐世兰　王妍潼）

第四节 职业防护督查与健康监测

● **职业防护督查与考核标准有哪些**？

医院管理部门应建立健全定期督查制度，可通过巡视查看、访谈提问、抽查考试等方式进行职业防护相关内容的督查。职业防护检查内容参见表7－6。

表7－6 ××医院职业防护检查用表

检查日期：_____年_____月_____日　　检查科室：_____

护理单元：_____　　　　　　　　　　　检查者：_____

1. 查看科室设置个人防护用品箱、基数是否正确，有效期？
2. 随机查看2名医务人员个人防护用品使用是否正确。
3. 询问相关问题（请在相应的栏目打√或×）

问题	医生	护士	工人/保洁
是否接受过职业暴露的培训？			
什么是标准预防？			
是否知晓科室设有个人防护用品？			
个人防护用品放置位置？			
夜班是否可以方便拿到防护用品？			
发生针刺伤后如何应急处理？			
发生黏膜暴露后应如何应急处理？			
发生职业暴露后应如何报告？			
下班时间如何报告？			

（徐世兰　金宗英）

● **工作人员因为职业暴露而导致的感染算不算医院感染？算不算职业病？**

（1）依据《医院感染诊断标准（试行）》定义"医院工作人员在医院内获得的感染也属医院感染"，工作人员因为职业暴露而导致的感染算医院感染。

（2）根据 2016 年国家卫生计生委等四个部门关于印发《职业病分类和目录》的通知，只有艾滋病的血源性病原体职业暴露后可算职业病，其他暴露感染者还没有规范支持。

（徐世兰　王妍潼）

● **国家相关标准规范中明确要求哪些部门应做好职业防护？**

（1）手术室。《医院手术部（室）管理规范（试行）》（2009）第二十八条规定：手术部（室）应当加强医务人员的职业卫生安全防护工作，制订具体措施，提供必要的防护用品，保障医务人员的职业安全。

（2）消毒供应中心。《医院消毒供应中心第 3 部分：清洗消毒及灭菌效果监测》（WS 310.3—2016）中 6.2 规定：CSSD 的工作人员应当接受与其岗位职责相应的岗位培训，正确掌握职业安全防护原则和方法。

（3）急诊科。《急诊科建设与管理指南（试行）》（2009）第二十九条规定：急诊科应当遵循《医院感染管理办法》及相关法律法规的要求，加强医院感染管理，严格执行标准预防及手卫生规范，并对特殊感染患者进行隔离。

（4）新生儿病室。《新生儿病室建设与管理指南（试行）》（2009）第三十七条规定：新生儿病室医务人员在诊疗过程中应当实施标准预防，并严格执行手卫生规范和无菌操作技术。

（5）感染性疾病科。《感染性疾病科建设》（卫医发〔2004〕）规定：要加强感染性疾病科工作人员的培训，既要培训有关传染病防治的法律、法规、部门规章、工作制度，又要培训感染性疾病的流行病学、预防、诊断、治疗、职业暴露处理和防护等内容，并定期进行考核和传染病处置的演练，切实提高感染性疾病的诊疗能力和救治水平。

（6）病理科。《病理科建设与管理指南（试行）》第二十五条规定：病理科应当对工作人员进行上岗前的安全教育，并定期进行危险化学品、生物安全防护知识培训。第二十六条规定：病理科应当按照生物防护级别配备必要的安全设备和个人防护用品，保证工作人员能够正确使用。

（7）内镜室。《软式内镜清洗消毒技术规范》（WS 507—2016）中 4.2.4 规定：工作人员进行内镜诊疗或者清洗消毒时，应遵循标准预防原则和 WS/T 311 的要求做好个人防护，穿戴必要的防护用品。

（8）临床实验室。《临床实验室生物安全指南》（2014 年版）规定：临床实验室应根据生物安全防护水平分级，工作人员应规范良好工作行为。对于生物危险物质溢洒、生物安全柜使用、高压灭菌器使用情况等都规范了相应的个人防护要求。

（9）ICU。《重症监护病房医院感染预防与控制规范》（WS/T 509—2016）中 6.2 规定：重症监护病房应配备足够数量、方便取用的个人防护用品，医务人员采取标准预防的同时应掌握防护用品的正确使用方法。

（10）口腔科。《医疗机构口腔诊疗器械消毒技术操作规范》第六条规定：从事口腔诊疗服务和口腔诊疗器械消毒工作的医务人员，应当掌握口腔诊疗器械消毒及个人防护等医院感染预防与控制方面的知识，遵循标准预防的原则，严格遵守有关的规章制度。第八条还规定：医务人员进行口腔诊疗操作时，应当戴口罩、帽子；可能出现患者血液、体液喷溅时，应当戴护目镜；每次操作前及操作后应当严格洗手或者手消毒。

（11）医疗废物和污水处理中心。①《医疗废物管理条例》（2003 年版）第十条规定：医疗卫生机构和医疗废物集中处置单位，应当采取有效的职业卫生防护措施，为从事医疗废物收集、运送、储存、处置等工作的人员和管理人员，配备必要的防护用品；②《医院污水处理技术指南》11.3 在劳动保护中指出：传染病医院（含带传染病房的综合医院）位于室内的污水处理系统必须设有强制通风设备，并为工作人员配备全套工作服、手套、面罩或护目镜和防毒面具。

（徐世兰　王妍潼）

● 国家明确规定哪些部门人员需要监测个人健康？

（1）血液透析中心：根据《血液净化标准操作规程》（2010 年版）规定

对血液净化中心工作人员应定期进行乙肝和丙肝标志物监测，对于抗乙肝病毒表面抗原抗体阴性的工作人员建议注射乙肝疫苗。

（2）医疗废物暂存点：根据《医疗废物管理条例》（2003 年版）规定，应当采取有效的职业卫生防护措施，为从事医疗废物收集、运送、储存、处置等工作的人员和管理人员，配备必要的防护用品，定期进行健康检查；必要时，对有关人员进行免疫接种，防止其受到健康损害。

（3）检验科：根据《临床实验室生物安全指南》（2014 年版）和《病原微生物实验室生物安全管理条例》（2004 年版）规定，进入从事高致病性病原微生物相关实验活动的实验室的工作人员或者其他有关人员，应当经实验室负责人批准。实验室应当为其提供符合防护要求的防护用品并采取其他职业防护措施。对实验室工作人员进行健康监测，每年组织对其进行体检，并建立健康档案；必要时，应当对实验室工作人员进行预防接种。

（4）输血科：根据《医疗机构输血科（血库）建设管理规范》规定，应建立工作人员健康档案，每年对工作人员进行一次经血传播病原体感染情况的检测（包括 HBsAg、抗 – HCV、抗 – HIV 和梅毒），患有经血传播疾病的人员不得从事输血科（血库）相关工作。

（5）病理科：根据《三级综合医院评审标准实施细则》（2011 年版）4.17.3.1 规定，病理科接触有害品的工作人员应定期体检。建议接触甲苯、二甲苯工作人员体检的项目为内科常规检查、血常规（特别关注血小板）、肝功能、肝脾 B 超、皮肤检查、心电图，必要时可行骨髓穿刺检查；建议接触甲醛工作人员体检的项目为内科常规检查、血常规、尿常规、心电图、胸部 X 线摄影、肝功能、肝脾 B 超，必要时可行肺功能检查。

其他无特殊规定的科室，医院可根据科室情况评估感染性疾病的高危性来决定进行什么项目的检查。

（徐世兰　王妍潼　查梅）

第八章　手卫生

第一节　概　述

● 医务人员手卫生的目的和意义是什么？

医务人员清洁双手能够去除手部皮肤污垢、碎屑和部分致病菌，保持医务人员自身清洁和安全，保持环境、物体表面清洁。医务人员手卫生能有效切断病原体通过医务人员手传播的过程，从而减少外源性医院感染，对降低交叉感染、保证患者安全有积极意义。

（刘焱银）

● 什么是手卫生、洗手、卫生手消毒？

1. 手卫生的定义

手卫生是医务人员洗手、卫生手消毒和外科手消毒的总称。

2. 洗手的定义

洗手是指医务人员用肥皂（皂液）和流动水洗手，去除手部皮肤污垢、碎屑和部分致病菌的过程。应按六步洗手法进行洗手，认真揉搓双手至少应持续15秒，并用正确的干手方式干手。

3. 卫生手消毒的定义

卫生手消毒是指医务人员用速干手消毒剂揉搓双手，以减少手部暂居菌的过程。

（黄梅）

● 洗手与卫生手消毒应遵循的原则是什么？哪些时刻应洗手或卫生手消毒？哪些时刻应先洗手然后卫生手消毒？

1. 洗手与卫生手消毒应遵循的原则

（1）当手部有血液、其他体液等肉眼可见的污染时或暴露于形成芽胞的致病原时，应用肥皂（皂液）和流动水洗手。

（2）手部没有肉眼可见污染时，宜使用速干手消毒剂消毒双手代替洗手。

2. 采用洗手或卫生手消毒的时刻

按照世界卫生组织（World Health Organization，WHO）提出手卫生的"5个重要时刻"即接触患者前、清洁/无菌操作前、接触血液/体液后、接触患者后、接触患者环境后，应该进行洗手或卫生手消毒。具体包括以下情况：

（1）直接接触每名患者前后，从同一名患者身体的污染部位移动到清洁部位时。

（2）无论是否戴手套，为患者进行侵入性操作前。

（3）从污染部位移动到同一名患者其他部位。

（4）接触患者黏膜、破损皮肤或伤口前后，接触患者的血液、体液、分泌物、排泄物、伤口敷料等之后。

（5）穿、脱隔离衣前后，摘手套后，接触无菌手套或非灭菌手套后。

（6）进行无菌操作，接触清洁、无菌物品之前。

（7）接触患者周围环境及物品后。接触患者前后，接触患者周围的无生命表面和物体（包括医疗仪器）后。

（8）处理药物或配餐前。

3. 采用先洗手后消毒双手的时刻

（1）接触患者的血液、体液、分泌物以及被传染性致病微生物污染的物品后。

（2）直接为传染病患者进行检查、治疗、护理，或处理传染病患者污物之后。

（刘焱银）

● 门/急诊手卫生设施/设备要求有哪些？如何监管手卫生依
　从性？

1. 门/急诊手卫生设施/设备要求

（1）门诊应配备室内的流动水洗手设施和（或）配备速干手消毒剂。急诊室内应配备非手触式开关的流动水洗手设施和（或）配备速干手消毒剂。

（2）门/急诊外科手消毒设施要求应遵循外科手消毒设施的规定。

2. 门/急诊手卫生依从性监管方法

（1）根据诊疗人次与洗手液、速干手消毒剂使用或领用情况进行监管。

（2）通过院、科两级手卫生依从性调查，由门/急诊科室的监测员或医院管理专职人员直接通过现场观察了解手卫生依从性情况。

（3）有条件的医院可安装摄像头观察手卫生执行情况。

（黄敏　赵鸿鹰）

● 什么是速干手消毒剂？有何特点？启用后使用效期及依据？

1. 速干手消毒剂的定义

手消毒剂是指用于手部皮肤消毒，以减少手部皮肤细菌的消毒剂，如乙醇、异丙醇、氯己定、碘伏等。速干手消毒剂是手消毒剂的一种，含有醇类和护肤成分，主要用于卫生手消毒，包括水剂、凝胶和泡沫型。

2. 速干手消毒剂的特点

速干手消毒剂具有消毒作用快速，待干时间短，消毒效果可靠，取用方便，对皮肤刺激性小等特点。

3. 启用后使用效期及依据

根据《手消毒剂卫生要求》（GB 27950—2011），速干手消毒剂开启后应在产品有效期内使用。开启后使用效期从以下方面考虑：①在使用有效期内消毒剂有效含量不低于成品注明的有效含量的下限值；②易挥发的醇类产品开瓶后的使用期不超过 30 天；③不易挥发的产品开瓶后的使用期不超过 60 天。

（刘焱银　赵娜）

● 手卫生设施/设备合格标准是什么？哪些位置需要安装？重点科室手卫生设施/设备的要求有哪些？

1. 手卫生设施/设备合格标准

要求具备有效、便捷的用于洗手、干手及手消毒的设施设备，一般包括：①洗手池、非手触式水龙头；②流动水、洗手液或抗菌皂液、速干手消毒剂；③干手设施（如干手纸巾）；④醒目的手卫生标识（包括洗手流程图示）；⑤垃圾收集容器等五要素。

2. 手卫生设施/设备安装位置

医疗护理操作处均需安装手卫生设施，包括治疗准备室、治疗室、换药室、注射室、采血室、处置室、输液室、诊断室、检查室、穿刺室、置管室、隔离室、医生办公室、护士站、更衣室、缓冲间、病房、走廊等区域。治疗准备室要求保持清洁干燥，通风良好，安装洗手池应远离无菌操作台，或配备速干手消毒剂。治疗车、护理车、供应室运输车等流动设备应配备速干手消毒剂。

3. 重点科室手卫生设施/设备要求

重点科室应配备足够的非手触式洗手设施和速干手消毒剂，方便医务人员进行洗手或卫生手消毒。有条件的医疗机构在诊疗区域均宜配备非手触式水龙头。

不同重点科室的手卫生设施要求有所不同：重症监护病房应配备足够的非手触式洗手设施和速干手消毒剂，洗手设施与床位数比例宜不低于 1∶2，单间病房宜每张床一套；宜使用一次性包装的洗手液，每张床应配备速干手消毒剂。新生儿病室应配备充足的非手触式洗手设施和速干手消毒剂，每个房间内至少设置 1 套洗手设施，水龙头应当为非手触式，每张床应配备速干手消毒剂。

（刘焱银）

● **临床科室如何自行开展手卫生培训**？

1. 手卫生培训人群

手卫生培训人群纳入全体员工，包括医务人员、工人和保洁员等，还需培训患者、陪护及探视人员。

2. 手卫生培训内容

手卫生培训内容包括手卫生基本概念、手卫生管理和基本要求、手卫生设施、洗手与卫生手消毒应遵循的原则、外科手消毒应遵循的原则、手卫生的指征、手卫生的方法、手卫生效果监测要求和合格判断标准等。

3. 手卫生培训形式

（1）手卫生接龙。科室人员集中，让第一个人使用快速手消毒剂做一次正确手卫生并将手消毒剂传递给下一位，直至所有人员完成手卫生。

（2）手卫生讲座或查房。开展科室内小讲课，讲解手卫生相关知识。

（3）手卫生知识竞赛或有奖问答。

（4）手卫生品管圈。

（5）手卫生承诺：①可拍摄本科室工作人员关于手卫生的承诺视频，每人一句话，提升手卫生的意识；②在宣传栏或海报上写下"对于手卫生，我想说的话"；③签名承诺做更好的手卫生。

（6）手卫生舞蹈。可借助音乐，创意拍摄宣传手卫生的视频。

（7）邀请患者及其家属参加手卫生活动，利用公休会对本科室的患者及其家属进行手卫生相关知识宣教。

（8）组织人员到社区宣传手卫生知识。

（9）年终进行手卫生改善活动效果反馈并对优胜者予以表彰奖励。

（10）利用每年5月5日或10月15日手卫生宣传日、医院感染预防与控制宣传周等设手卫生专题，采用不同形式（专题讲座、现场示范、宣传画、视频、影集等）宣传，邀请患者及其家属参加，评出优胜奖以此鼓励。

（黄梅　徐世兰　乔甫）

● **外科手消毒方法包括哪些？应遵循的原则？注意事项？具体步骤和时间？**

详见《医务人员手卫生规范》（WS/T 313—2009）中外科手消毒相关内容。

（黄梅）

● **正确的干手方式有哪些？推荐种类？**

1. 正确的干手方式

使用小毛巾、热风干手器、一次性擦手纸巾干手均为正确干手方式。

2. 推荐干手方式

（1）毛巾：遵循"一用一更换"原则，使用后清洗消毒成本较高。

（2）一次性擦手纸巾：①实用方便、快捷、对皮肤无刺激；②其单次成本低于消毒小毛巾每次清洗消毒的综合成本。

（3）烘干机：①干手时间长，大于 1 分钟；②去除细菌效果低于纸巾；③易滋生细菌和霉菌；④水滴和风力易形成气溶胶并导致地面、空气二次污染。

通过性价比综合分析，一次性擦手纸巾较理想，适合推荐。

（黄梅）

● **如何提升医务人员手卫生依从性？**

采用世界卫生组织推荐改善手卫生的多模式策略，主要从以下 5 个方面来提升：

（1）系统变革，确保有必要的基础设施来保证医务人员进行手卫生。①可采取综合措施为医务人员手卫生提供条件和改善手卫生设施，包括安装感应式水龙头，提供擦手纸、洗手液、垃圾桶、宣传画等；②要求全院各科室在使用点配备速干手消毒剂；③建议手卫生用品由医院支付费用；④在重点科室安装小型电热水器，提升冬天洗手依从性。

（2）教育培训，开展有关手卫生知识的常规培训。针对各类人员包括临床门诊、医技科室工作人员、规培生、进修生、实习生以及工勤人员、卫生保洁人员等，可采取多种形式包括岗前培训、专题讲座等；针对科室的培训可利用晨交班进行，也可由科室医院感染管理小组自发组织科内培训。

（3）评估反馈，分为现场反馈、季度反馈、专题反馈及检查反馈。①现场反馈：专职人员观察手卫生后立即将观察结果反馈给科室负责人，并签字确认；②季度反馈：通过晨交班、医院感染通讯等方式将手卫生观察结果反馈给科室，同时可将结果纳入科室的医疗安全质量考核与绩效挂钩；③专题反馈：将手卫生专题活动中观察的手卫生依从性情况向全院通报；④检查反馈：将医院感染检查，涵盖手卫生知识询问、现场查看、抽查手卫生正确性的情况反馈临床被查科室。

（4）工作场所的提醒工具，促进和提醒医务人员了解有关手卫生重要性以及实施手卫生的指征和步骤。可采取在医院所有电梯内、洗手池旁、病房内、内网电脑屏保、鼠标垫以及科室宣传栏配置手卫生宣传画，随时提醒医务人员做好手卫生。

（5）机构安全氛围，创造一个促进手卫生意识的理念和环境。如院领导参加各种手卫生宣传活动，以榜样的力量影响全院医务人员做好手卫生，通过评选全院手卫生明星、手卫生摄影作品奖、手卫生绘画作品奖、征集关于手卫生最想说的话等活动营造手卫生文化。

（黄文治）

第二节　手卫生监测

● **手卫生效果的监测时间和监测方法有何要求**？

采取手卫生后，接触患者或进行诊疗活动前采样。具体监测方法见《医院消毒卫生标准》（GB 15982—2012）相关内容。

（黄文治）

● **外科手消毒的监测频率和方法是什么**？

根据《医务人员手卫生规范》（WS/T 313—2009）要求，每季度对手术室的医务人员手进行消毒效果监测，具体监测方法见《医院消毒卫生标准》（GB 15982—2012）相关内容。

（黄文治）

● 什么是手卫生依从率和正确率？如何监测？频次如何？

1. 手卫生依从率和正确率的定义

（1）手卫生依从率：指受调查的医务人员实际实施手卫生次数占同期调查中应实施手卫生次数的比例。计算公式：医务人员手卫生依从率＝实际实施手卫生次数/应实施手卫生次数×100%。

（2）手卫生正确率：指受调查的医务人员正确实施手卫生次数占同期调查中实际实施手卫生次数的比例。计算公式：医务人员手卫生正确率＝正确实施手卫生次数/实际实施手卫生次数×100%。

2. 手卫生依从率和正确率的监测方法

监测方法分直接和间接两种方法，其中直接方法主要包括现场观察法、患者评价或自我报告。间接方法包括监测洗手用品的消耗量，如速干手消毒剂的消耗量、电子摄像头监测洗手池的使用情况等。观察法包括科室层面的自查和医院层面的观察，通常使用的工具是WHO手卫生观察表。

3. 手卫生依从率和正确率的监测频率

根据医院投入观察的人员条件决定。2010年WHO《手卫生自我评价框架》建议全院范围开展手卫生依从率监测，监测频率建议每季度一次或更频繁。表8-1是某三甲综合医院的手卫生观察频次，供参考。

表8-1 某三甲综合医院手卫生观察频率

科室分类	科室自查频率	医院观察频率
重点科室	每周	每月
普通科室	每月	每季度
医技科室	每月	每季度

（赵娜）

● **手卫生观察中时机与指征的联系和区别？举例说明**

1. 手卫生观察中时机与指征的联系和区别

实施手卫生的指征是指某一特定的时刻手卫生不可缺少的原因。世界卫生组织提出的实施手卫生的 5 个指征：接触患者前，清洁无菌操作前，接触患者后，接触患者环境物品后，患者血液、体液暴露风险后；时机是指何时需要进行手卫生，即每个时机必须跟随一项手卫生行为。多个指征可能会重叠为一个单一的时机，也就是说可能同时有几个指征只需要一个手卫生时机。

2. 举例说明手卫生观察中时机与指征的区别

1 名医生使用速干手消毒剂擦手后为患者甲做体格检查，结束后使用速干手消毒剂擦手后为患者乙做体格检查。第 1 次用速干手消毒剂擦手为第 1 个手卫生时机，对应 1 个手卫生指征："接触患者（患者甲）前"。第 2 次用速干手消毒剂擦手为 1 个时机对应 2 个手卫生指征："接触患者（患者甲）后"和"接触患者（患者乙）前"。

（赵娜）

● **科室每床日速干手消毒剂使用量应是多少？怎样计算？**

世界卫生组织在 2010 年《手卫生自我评价框架》中建议每床日速干手消毒剂使用量不低于 20 ml。床日以实际占床日进行统计。

（赵娜）

● **何谓院、科两级手卫生监测？**

院级手卫生监测是由医院感染管理科（部门）专职人员或其培训并授权的观察人员对医务人员手卫生规范执行情况的监督检查；科级手卫生监测是由各科室医院感染管理小组成员对该科室医务人员手卫生规范执行情况的监督检查。

（江国帼）

● 手卫生直接观察监测中如何避免或减少"霍桑效应"？

直接观察法为世界卫生组织所推荐，是目前衡量手卫生执行情况的"金标准"。但在直接观察中不可避免会存在霍桑效应，即观察的结果与医务人员真实的手卫生依从性之间存在一定的差异。建议采取以下措施减少霍桑效应：

（1）医院感染管理科（部门）对隐蔽的观察者（如志愿者、学生、临床兼职的医院感染管理医生或医院感染管理护士等）进行手卫生观察方法的标准化培训，经考核合格后，采用上述人员在临床不知情的情况下进行手卫生依从性及正确率观察，收集观察数据并将观察得到的依从性与医院感染管理专职人员观察的结果一同向临床科室反馈。

（2）增加观察频率，减少单次观察时间，经常到临床督查，降低临床医务人员敏感性。

（3）将手卫生依从性纳入考核，与绩效挂钩可能会加大霍桑效应，可考虑不将手卫生与临床绩效挂钩而只向临床反馈结果。

（4）采用电子设备观察，自动记录医务人员手卫生状况。该方法优点是随时均可记录，缺点为成本太高。

（5）将依从性观察与速干手消毒剂领用量数据相关联。评估每床每日需要做的手卫生次数，评估每次做手卫生需要的速干手消毒剂的量，根据每月的领用量计算手卫生依从率。该方法仅能大致估算，准确性不高。

（黄文治）

第三节　手卫生督查与考核

● 洗手、卫生手消毒的步骤和质控标准分别是什么？

1. 洗手的步骤

洗手步骤详见《医务人员手卫生规范》（WS/T 313—2009）附录 A 相关内容。

2. 卫生手消毒的步骤

(1) 取适量的速干手消毒剂于掌心。

(2) 严格按照六步洗手法进行揉搓。

(3) 揉搓时保证手消毒剂完全覆盖手部皮肤，直至手部干燥。

3. 洗手、卫生手消毒的质控标准

(1) 采用六步或七步洗手。

(2) 流动水洗手，且揉搓时间至少 15 秒。

(3) 速干手消毒剂揉搓时间至少 15 秒。

(4) 干手方式正确。

(5) 手卫生效果监测的细菌菌落总数应符合《医院消毒卫生标准》（GB 15982—2012）要求。

（江国帼）

● 手卫生管理的基本要求是什么？

医疗机构应制定并落实手卫生管理制度，配备有效、便捷的手卫生设施。定期开展手卫生的全员培训，医务人员应掌握手卫生知识和正确的手卫生方法，保障洗手与手消毒的效果。加强对医务人员手卫生工作的指导与监督，提高医务人员手卫生的依从性。手消毒剂符合《手消毒剂卫生要求》（GB 27950—2011）的规定，在有效期内使用；手卫生效果达到《医院消毒卫生标准》（GB 15982—2012）的要求。

（黄文治）

● 手卫生考核的目的和方法是什么？

1. 手卫生考核的目的

手卫生考核的目的是加强医务人员手卫生意识，提升医务人员手卫生知识水平，预防和控制医院感染。根据国家要求和医院实际情况制订手卫生依从率、手卫生正确率、手卫生知识知晓率、手卫生设施设置和用品配置分值等目标值。

2. 手卫生考核的方法

(1) 手卫生依从性和正确率考核：手卫生得分（满分 100 分）＝依从性得分（满分 75 分）＋正确率得分（满分 25 分）（得分比例可根据医院具体管理要求进行调整）。

(2) 手卫生知识知晓率考核：可以采用问卷调查、现场演练、现场观察、现场提问等方法进行评价。可参考表 8－2 考核内容（根据医院具体管理要求进行调整），手卫生知识知晓率得分＝回答正确的条目总数/问题的总条目数×100。

表 8－2　手卫生知晓情况考核表

问题	医生	护士1	护士2	工人	其他
1. 手卫生的五个时刻？（两前三后）					
2. 手卫生揉搓时间是多少？（至少 15 秒）					
3. 戴手套前、脱手套后是否进行手卫生？（是）					
4. 戴手套是否可以代替洗手或擦手？（否）					
5. 手卫生主要是去除手部常居菌还是暂居菌？（暂居菌）				/	/
6. 医务人员在哪些情况时应先洗手，后进行卫生手消毒？				/	/

(3) 手卫生设施设置和用品配置的日常督查考核：可每月或每季度督查临床手卫生设施设置和用品配置并计算分值。检查内容可包括：①每床（包括加床）配备速干手消毒剂（1 分）；②每个治疗车、查房车配备速干手消毒剂（1 分）；③医疗区每个洗手池均配备有洗手液、擦手纸和手卫生宣传画（医疗区）（1 分）；④办公区每个洗手池至少配备有洗手液和手卫生宣传画（1 分）；⑤使用中速干手消毒剂无过期现象（1 分）；⑥未发现速干手消毒剂用于物体表面消毒（1 分）。

（黄文治）

第九章 多重耐药菌目标性监测与管理

第一节 概念、判断标准和规章制度

● **多重耐药、泛耐药、全耐药的定义及关系？**

不同的国家对多重耐药菌的定义稍有差别。根据 2012 年欧美多国专家制定的多重耐药（Multidrug-resistant，MDR）、泛耐药（Extensively drug-resistant，EDR）及全耐药（Pandrug-resisitant，PDR）的专家共识：耐药是获得性耐药，不包括天然耐药。MDR 指对在抗菌谱范围内的 3 类或 3 类以上抗菌药物不敏感（包括耐药和中介），在推荐进行药敏测定的每类抗菌药中，至少 1 种不敏感，即认为对此类抗菌药耐药；XDR 指除 1~2 类抗菌药外，几乎对所有类别抗菌药物不敏感；PDR 指对目前临床应用的所有类别抗菌药物中的所有品种均不敏感。

多重耐药的细菌为多重耐药菌（MDRO）。我国原卫生部 2011 年发布的《多重耐药菌医院感染预防与控制技术指南（试行）》中对多重耐药菌的定义为：主要是指对临床使用的三类或三类以上抗菌药物同时呈现耐药的细菌。2015 年由中南大学湘雅医院感染控制中心牵头，国内多家医院专家共同参与完成的国内首部《多重耐药菌医院感染预防与控制中国专家共识》中，将多重耐药菌修订为"对通常敏感的常用的 3 类或 3 类以上抗菌药物同时呈现耐药的细菌"，并指出多重耐药也包括了泛耐药和全耐药。

MDR、XDR 及 PDR 的关系见图 9-1。

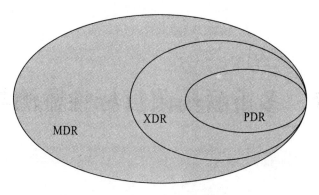

图 9 - 1　MDR、XDR 及 PDR 的关系

（黄文治）

● **多重耐药菌目标性监测的意义是什么？国家要求医疗机构应当对哪些多重耐药菌加强目标性监测？医院是否只监测国家要求的那几种菌？**

1. 多重耐药菌目标性监测的意义

目前多重耐药菌流行形势严峻，给医院和患者带来极大危害，可导致医院感染暴发、患者治疗困难、延长住院时间甚至引起死亡，同时带来医疗纠纷、危害员工身体健康等风险。通过多重耐药菌监测可了解其检出率、医院感染发病率、流行趋势等，及时发现由多重耐药菌引起的医院感染聚集性事件，建立、健全多学科协作机制，落实各项预防与控制措施，降低多重耐药菌在医院内流行的风险，保障医疗质量、医疗安全和医务人员职业安全。

2. 国家要求目标性监测的多重耐药菌

国家卫生计生委要求医疗机构应当对以下多重耐药菌加强目标性监测，详见表 9 - 1。

3. 关于医院选择目标监测菌的建议

医院可参考上述规范、指南对相应多重耐药菌加强目标性监测。除了国家要求监测的多重耐药菌种类外，各医院可根据医院定位、收治患者的特点以及医院常见多重耐药菌类型等实际情况进行补充监测。

（黄文治）

表 9 - 1　国家卫生计生委要求监测的多重耐药菌

规范出处	多重耐药菌类型
《多重耐药菌医院感染预防与控制技术指南（试行)》	1. 耐甲氧西林金黄色葡萄球菌（MRSA）
	2. 耐万古霉素肠球菌（VRE）
	3. 产超广谱 β - 内酰胺酶细菌（Extended Spectrum Beta-Lactamases，ESBL）
	4. 耐碳青霉烯类抗菌药物肠杆菌科细菌（CRE）（如产Ⅰ型新德里金属 β - 内酰胺酶［NDM - 1］或产碳青霉烯酶［KPC］的肠杆菌科细菌）
	5. 耐碳青霉烯类抗菌药物鲍曼不动杆菌（CR - AB）
	6. 多重耐药/泛耐药铜绿假单胞菌（MDR/PDR - PA）
	7. 多重耐药结核分枝杆菌（MDR - TB）
《医院感染监测规范》WS/T 312—2009	1. 耐甲氧西林金黄色葡萄球菌（MRSA）
	2. 耐万古霉素肠球菌（VRE）
	3. 泛耐药的鲍曼不动杆菌（PDR - AB）
	4. 泛耐药的铜绿假单胞菌（PDR - PA）
	5. 产超广谱 β - 内酰胺酶（ESBL）的革兰阴性细菌
《医院感染管理质量控制指标》（2015年版）	1. 耐碳青霉烯类肠杆菌科细菌（CRE）
	2. 耐甲氧西林金黄色葡萄球菌（MRSA）
	3. 耐万古霉素肠球菌（VRE）
	4. 耐碳青霉烯鲍曼不动杆菌（CRAB）
	5. 耐碳青霉烯铜绿假单胞菌（CRPA）

● 产 ESBL 肠杆菌科细菌是否需要纳入多重耐药菌管理？

纳入多重耐药菌管理的主要是指对产 ESBL 肠杆菌科细菌做目标性监测，落实接触隔离措施以及规范抗菌药物合理使用等方面要求。《多重耐药菌医院感染预防与控制技术指南（试行)》中提到，常见多重耐药菌包括产 ESBL 细菌，应纳入多重耐药菌管理，但目前存在一些争议。

1. 支持产 ESBL 肠杆菌科细菌纳入多重耐药菌管理的理由

（1）《医院隔离技术规范》（WS/T 311—2009）中要求接触经接触传播疾病如多重耐药菌感染的患者，在标准预防的基础上，还应采用接触传播的隔离与预防。

（2）有文献报道产 ESBL 细菌可在医院内造成暴发流行，经流行病学及基因测序提示很有可能发生人与人之间的传播。

（3）产 ESBL 细菌感染增加患者住院时间和病死率。

（4）可通过克隆传播（传给子代）和质粒传播（同种或不同种细菌间传递等），提高人群携带 ESBL 细菌率，增加进化为 CRE 的可能。

2. 反对产 ESBL 肠杆菌科细菌纳入多重耐药菌管理的理由：

（1）《医院感染管理质量控制指标》（2015 年版）中的多重耐药菌部分未提及产 ESBL 肠杆菌科细菌。

（2）CHINET 耐药监测数据显示，2015 年主要菌种分布排名前两位的细菌分别为大肠埃希菌和克雷伯菌属，其产 ESBL 菌株检出率分别为51.5％和27.4％，可见产 ESBL 肠杆菌科细菌非常常见，接触隔离所有定植/感染患者工作量大，导致措施流于形式，可操作性较差。

（3）2010 年美国临床和实验室标准协会（Clinical and Laboratory Standards Institute，CLSI）不再推荐检测产 ESBL 细菌。

（4）多个研究通过建立数学模型的方式，分析不同干预期的数据，结果表明由于抗菌药物的选择性压力导致内生性产 ESBL 细菌作用较为重要，接触隔离并不足以控制产 ESBL 细菌的医院感染。

但基于医院感染和流行病学的预防与控制目的，建议医院继续将产 ESBL 肠杆菌科细菌纳入多重耐药菌监管并严格执行隔离措施。

（黄文治）

● MRSA、VRE、CRE、CRAB、CRPA 如何判断？

（1）MRSA：判断标准为对苯唑西林耐药或头孢西丁诱导实验阳性的金黄色葡萄球菌。

（2）VRE：判断标准为对万古霉素耐药的肠球菌。

（3）CRE：判断标准为对碳青霉烯类抗菌药物中任一种（如亚胺培南、美罗培南、厄他培南等）不敏感的大肠埃希菌、肺炎克雷伯菌、阴沟肠杆菌等肠杆菌科细菌。

（4）CRAB：判断标准为对碳青霉烯类抗菌药物中任一种（如亚胺培南、美罗培南、厄他培南等）不敏感的鲍曼不动杆菌。

（5）CRPA：判断标准为对碳青霉烯类抗菌药物中任一种（如亚胺培

南、美罗培南、厄他培南等）不敏感的铜绿假单胞菌。

（黄文治）

● 多重耐药菌同源性分析的重要性？常采用的方法是什么？

1. 多重耐药菌同源性分析的重要性

感染病例的病原菌"同种同源"是判断医院感染暴发最重要的依据。发生医院感染暴发、疑似医院感染暴发或医院感染聚集时，通过常规的细菌培养得到感染病例中有相同的病原学种型鉴定后，还需要通过分子生物学技术对这些感染病例中培养鉴定出的同种细菌的脱氧核糖核酸（Deoxyribonucleic acid，DNA）进行同源性和变异性鉴定，得出病原菌是否同源的结论。

2. 多重耐药菌同源性分析常采用的方法

多重耐药菌同源性分析常采用以下分子生物学方法：①质粒分析及质粒限制性酶切分析；②聚合酶链式反应（Polymerase Chain Reaction，PCR）分子分型；③DNA酶切后指纹图谱分析；④基因测序分析。

（黄文治）

● 细菌耐药谱分析结果是否可以作为同源性初步分析结果？

对于大部分不具备分子生物学技术进行细菌同源性鉴定条件的基层医疗机构而言，可依据同种细菌且具有相同的耐药谱作为同种同源的初步判断，必要时送标本至有鉴定条件的机构进行进一步确定。

细菌耐药谱分析属于细菌表型技术的分型方法，不仅受到多重耐药菌本身因素影响，还会受到环境因素的影响发生变异，具有不稳定性。细菌受到抗菌药物的选择性压力后可能发生耐药基因的变异，但表型变异不一定导致基因型的改变。因此，耐药谱分析易行，但特异性较差，耐药谱相同的多重耐药菌经同源性分析其基因型也可能会不同。然而，耐药谱的分析结果可以作为同源性的初步分析结果，若从不同感染患者或环境中分离出的同种病原菌具有相同或相似的耐药谱，可初步怀疑其为具有同源性病原菌的感染。若要确定同源最终仍需要利用分子生物学的基因分型技术来确定。

（黄文治）

● **多重耐药菌的预防与控制制度包括哪些内容?**

医院内的多重耐药菌预防与控制制度一般应包括目的、原则、适用范围、术语和定义、协作机制、预防和控制措施、考核与罚则等方面的内容。其中，预防和控制措施应包含管理重视，及时发现阳性病例，科室层面的管理，患者的诊治、处置、隔离和转运，以及措施落实情况的监督与督导等方面。

（刘仕莲）

● **多重耐药菌的报告制度及报告程序是什么?**

医疗机构应根据自身的实际情况，结合相关的法律法规，制订多重耐药菌的报告制度。报告制度应包含报告的主题、报告的时限、报告的方式和流程、出现异常情况的特殊报告途径，以及应报告而未报告的罚则等内容。一般来说，多重耐药菌的报告包括以下两方面的内容。

1. 向临床科室报告

检验科（微生物实验室）在检测出多重耐药菌后，应及时告知相关临床科室。告知方式除通过 LIS 系统或 HIS 系统外，宜使用电话报告，以便临床科室及时采取针对性的治疗措施和接触隔离措施，减少多重耐药菌的污染范围和病例扩散。

2. 向医院感染管理科（部门）报告

医疗机构可根据自身工作的需求和实际情况要求检验科（微生物实验室）或临床一线医务人员向医院感染管理科（部门）报告多重耐药菌的分离或感染/定植情况。检验科（微生物实验室）应通过电话或电子病历系统每日向医院感染管理科（部门）通报当日新分离的多重耐药菌，以便医院感染管理科（部门）及时督导临床一线科室采取相应的预防与控制措施。若发现异常情况，如某一科室出现 3 例或 3 例以上的具有相同药敏谱的多重耐药菌或发现近期某一多重耐药菌明显增多，应立即报告医院感染管理科（部门）。临床各科室在诊疗过程中，发现多重耐药菌导致的感染或定植病例应向医院感染管理科（部门）报告，无监测系统的医院可以电话或口头报告。

（刘仕莲）

第二节 预防与控制措施

● **预防和控制多重耐药菌传播的措施有哪些？消毒隔离流程是什么？**

预防和控制多重耐药菌传播的措施见《多重耐药菌医院感染预防与控制技术指南（试行）》（卫办医政发〔2011〕5号文）规定，消毒隔离流程详见图9-2。

（刘仕莲　乔甫　徐世兰）

● **多重耐药菌管理是否必须纳入医院危急值管理？如何考核？**

（1）是否纳入医院危急值管理，相关规范没有明确规定，建议与医院相关管理部门充分沟通，达成一致，可不纳入危急值但参考危急值进行管理，以文件形式下发加强执行力。

（2）多重耐药菌预防和控制措施落实的考核应纳入多重耐药菌管理制度，考核标准建议量化（见本章相关内容）。由医院感染管理科（部门）负责考核并将结果反馈相关职能部门和临床科室。

（刘仕莲）

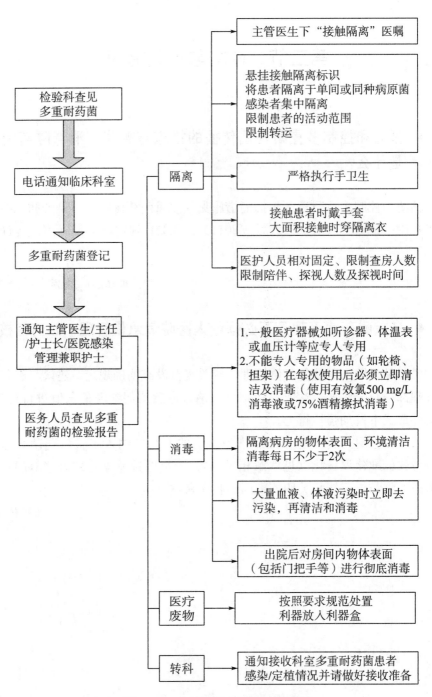

图 9－2　多重耐药菌消毒隔离流程

● 多重耐药菌感染或定植患者隔离方式有哪些？

多重耐药菌感染或定植患者应实施接触隔离，接触隔离可采取单间隔离、同种病原体集中在同一病房隔离等方式。集中隔离床间距大于或等于1 m，不能与手术患者、留置各种管道患者、免疫力低下患者安置在同一病房。

（刘仕莲）

● 多重耐药菌感染/定植患者接触隔离需要准备哪些医疗用品？

多重耐药菌感染/定植患者接触隔离必须准备的用品包括接触隔离标识、病历牌接触隔离标识、腕带标识、速干手消毒剂、薄膜手套、橡胶/乳胶手套、感染性废物或生活垃圾收集容器、隔离衣等，按需准备体温计、血压计、听诊器、护目镜、一次性医用帽、外科口罩等。

（刘仕莲）

● 多重耐药菌患者床单位、室内物体表面、设备消毒有何要求？谁负责？

1. 多重耐药菌患者周围环境的消毒要求

按照《多重耐药菌医院感染预防与控制技术指南（试行）》规定，多重耐药菌感染患者或定植患者诊疗环境应使用专用的抹布等物品进行清洁、消毒，对医务人员和患者频繁接触的物体表面（如心电监护仪、微量输液泵、呼吸机等医疗器械的面板或旋钮表面、听诊器、计算机键盘和鼠标、电话机、患者床档和床头桌、门把手、水龙头开关等），采用适宜的消毒剂进行擦拭、消毒。被患者血液、体液污染时应当立即消毒。出现感染暴发或者疑似暴发时，应当增加清洁、消毒频次。

2. 负责人员与职责

（1）职能部门管理人员：制订制度与职责，组织培训，做好督查。

（2）医务人员：负责使用仪器、设备表面、电子部件、电线的清洁消毒。

（3）保洁员：主要负责床单位、一般物体表面、地面清洁消毒和终末消毒。

（刘仕莲）

第三节 多部门合作机制

● 多重耐药菌管理参与部门的职责是什么？

1. 医院感染管理科（部门）职责

（1）制订多重耐药菌的管理制度与预防控制措施，提交医院感染管理委员会和多重耐药菌联席会审议，审议通过后全院推广执行。

（2）制订培训计划，并组织开展多重耐药菌预防与控制知识的培训与考核。

（3）开展多重耐药菌的目标监测，统计、分析各科室多重耐药菌的分离情况，至少每季度（根据医院具体情况而定）反馈一次，并将结果纳入科室医疗质量考核。

（4）督查临床科室多重耐药菌感染预防与控制措施落实情况。

（5）及时发现多重耐药菌的流行或暴发流行，积极开展流行病学调查并指导科室采取强化预防与控制措施。

（6）定期组织召开联席会议，对多重耐药菌感染预防与控制中存在的问题进行总结、分析，提出改进措施，对改进情况进行跟踪督查。

2. 药剂科职责

（1）依据检验科微生物实验室提供的最新抗菌药物敏感性总结报告和趋势分析，正确指导临床合理使用抗菌药物。

（2）进行各种形式的抗菌药物合理使用及分级使用相关知识培训和考核，记录翔实。

（3）对临床治疗性使用抗菌药物的微生物送检率统计、分析，并全院反馈；根据细菌耐药率，及时将预警信息通报全院医务人员。

（4）每月公布、反馈各科室使用抗菌药物情况。

（5）根据检验科微生物实验室提供的多重耐药菌检出信息，及时对多重耐药菌感染患者抗菌药物使用情况进行监管和指导。

（6）定期对抗菌药物使用中存在的问题进行分析讨论，提出整改措施，减少和避免耐药菌株的产生。

3. 检验科微生物实验室职责

（1）负责全院病原微生物的检测，准确判断并标注多重耐药菌，可按危急值管理及时报告多重耐药菌培养及药敏试验结果，同时通知医院感染管理科（部门）。

（2）指导临床一线正确采集微生物标本，对送检的标本质量进行筛选，及时反馈，提高标本质量。

（3）做好质量控制，规范微生物检测各环节操作，保证微生物检验报告的准确性。

（4）每季度向临床各科室发送病原菌流行情况及抗菌药物耐药性变迁总结分析报告（包括全院和重点部门医院感染多重耐药菌的检出情况）。

（5）每季度将微生物标本送检、检测中存在的问题，在多重耐药菌感染预防与控制多部门联席会议上汇报，并分析讨论，提出改进措施。

（6）当发生疑似医院感染暴发或医院感染暴发时，进行病原微生物同源性鉴定，为医院感染暴发调查提供支撑依据。无能力开展同源性鉴定者，积极联系有能力检测的医疗机构协助开展相关检测。

4. 医务部门职责

（1）督导临床医生根据患者病情对多重耐药菌患者早识别、早诊断、早治疗、早隔离。

（2）对临床医生合理使用抗菌药物进行监管，减少或延缓多重耐药菌产生。

（3）对全院医生、技师无菌技术操作及各种导管相关感染预防与控制措施的实施进行监管。

5. 护理部职责

（1）将多重耐药菌消毒隔离措施的执行率纳入护理质量考核内容，督导科室对措施的落实。

（2）对全院护理人员无菌技术操作及各种导管相关感染预防与控制措施

的实施进行监管。

（3）为科室有效预防与控制多重耐药菌提供足够的人力。

6. 临床科室职责

（1）临床科室应对高危人群进行筛查，尤其是对转院患者应及时送检相应的病原学标本（有样必采）。接诊感染或可疑感染患者后，及时送检相应的病原学标本，并追踪检验结果，及时发现、早期诊断多重耐药菌感染患者。

（2）对明确诊断的多重耐药菌感染者及定植者下接触隔离医嘱，并在科室内通报。

（3）落实医院多重耐药菌预防与控制制度，严格执行接触隔离措施，落实环境物品、医疗仪器设备的消毒与管理。

（4）严格执行医院手卫生制度及实施规范。

（5）严格执行原卫生部《抗菌药物临床应用指导原则》条目，合理使用抗菌药物，减少耐药菌的产生。

（6）科室医院感染管理小组每季度应对多重耐药菌感染预防与控制中存在的问题或缺陷进行分析讨论，制订整改措施并及时改进。发生聚集性多重耐药菌医院感染时随时进行分析整改。

7. 设备物资部和后勤部门职责

（1）设备物资部：为全院多重耐药菌的预防与控制提供合格、足量的消毒药械和个人防护用品。

（2）后勤部门：组织保洁员对多重耐药菌感染患者环境清洁、消毒流程、医疗废物处置、手卫生知识、个人防护等相关知识培训；督促保洁人员、工勤人员严格落实清洁、消毒等预防与控制措施。

（杨邦翠）

● 多部门对多重耐药菌进行联合干预的方式有哪些？

采用多部门联席会、信息反馈、现场考核、现场落实等方式，分别由不同的部门负责，详见表9-2。

表 9 − 2　多部门联合干预

干预方式	频率	负责部门	内容
多部门联席会	每半年	医务部门或医院感染管理科（部门）	1. 制订或修订"多部门联合管理多重耐药菌实施方案" 2. 制订细菌耐药性监测指标、考核指标 3. 多重耐药菌预防与控制工作半年总结
信息反馈	每季度	医院感染管理科（部门）、质管科、护理部、信息科、药剂科	1. 科室病原微生物标本送检率统计（药剂科） 2. 科室病原微生物标本合格率（微生物实验室） 3. 病原微生物阳性检出率、种类、分布（微生物实验室） 4. 细菌耐药性统计及多重耐药菌分布情况（微生物实验室） 5. 抗菌药物合理使用建议（微生物实验室、药剂科） 6. 按"危急值"报告及消毒隔离措施执行考核［医院感染管理科（部门）］。
现场考核	每月	医院感染管理科（部门）	1. 多重耐药菌报告记录（微生物实验室和临床科室） 2. 多重耐药菌消毒隔离措施执行率［医院感染管理科（部门）］。
现场落实	每天	检验科、临床科室、后勤管理部门	1. 每天以"危急值"方式向临床科室报告多重耐药菌（微生物实验室） 2. 落实多重耐药菌消毒、隔离措施（临床科室、后勤管理部门）

（常洪美）

● 多部门协作机制如何实施?

多重耐药菌感染预防与控制多部门协作管理应在业务副院长领导下开展工作，采取多学科协作模式，明确各部门的分工与职责。定期召开联席会，由联席会协调解决相关问题，加强医院感染管理科（部门）与医务部、护理部、检验科、药剂科及临床科室的联系。联席会采取例会制度，至少每半年召开一次会议，审议多重耐药菌预防与控制工作的总结，分析全院多重耐药菌的趋势和预防控制状况，发现目前存在的问题，提出下一步改进计划。在遇有多重耐药菌的医院感染暴发或疑似暴发时应立即召开会议，协调解决相关的问题。通过联席会议提高临床科室的执行力，以达到多部门对细菌耐药的联合干预，取得成效。对联席会议讨论存在分歧不能达成共识的，由联席会议指定部门调研，并在下一次联席会议上通报调研结果。经联席会议讨论决定实施的事项，由医院感染管理科（部门）负责督查落实，并纳入目标考核。各协作部门必须精诚协作，积极配合，各司其职，及时有效沟通，保证各项工作方案有效实施。医院感染管理科（部门）既参与决策的制订，又参与决策执行的组织领导和检查监督。

（杨邦翠）

第四节　监测与督导

● 什么是细菌耐药性监测？

根据《医院感染监测规范》（WS/T 312—2009），细菌耐药性监测是指监测临床分离细菌耐药性发生情况，包括临床上重要耐药细菌的分离率，如MRSA、VRE、PDR - AB 和 PDR - PA，以及产 ESBL 革兰阴性细菌等。

（顾成武）

● 什么是细菌耐药预警机制？

细菌耐药预警是指在细菌耐药性监测中发现细菌耐药程度达到一定程度之前，或根据以往总结的规律或监测得到的可能引起重大损害之前，向相关部门及医务人员发出信号，报告目前细菌耐药情况，以避免在不知情或准备不足的情况下发生损害，从而最大限度地减轻细菌耐药所造成的损失的行为。为这种行为制定有关的行之有效的规章制度称为细菌耐药预警机制，如图 9 - 3 所示。

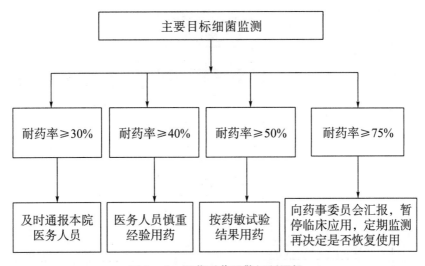

图 9 - 3　细菌耐药预警机制图解

（顾成武）

● 需要掌握医院感染病原微生物名称及耐药率的重点部门有哪些？

根据《三级综合医院评审标准实施细则》（2011 年版）中 4.20.6.2 要求，各重点部门了解其前五位的医院感染病原微生物名称及耐药率。这里的重点部门为易发生或发现多重耐药菌的部门，如重症监护病房、新生儿病室、神经病区、烧伤病区、呼吸病区、血液病区、感染性疾病科等，可根据各医院监测数据确定。

（顾成武）

● 检验科微生物实验室多重耐药菌监测流程是什么？

检验科微生物实验室负责对多重耐药菌标本进行检测并反馈，具体监测流程详见图 9 - 4。

（顾成武）

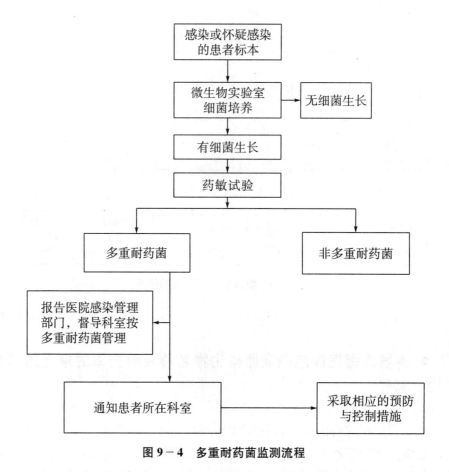

图 9 - 4　多重耐药菌监测流程

● 检验科微生物实验室多重耐药菌监测反馈内容、形式和频率是什么？向临床反馈的报告内容有哪些？

1. 多重耐药菌监测反馈内容、形式与频率

多重耐药菌监测反馈的内容包括时间段内标本送检情况，检出致病菌的排名及其耐药情况，常见细菌耐药性变化情况，各科室多重耐药菌的感染率或定植率、多重耐药菌医院感染发病率等数据。反馈形式包括当面反馈和书面反馈等，至少每季度反馈一次。

2. 向临床反馈的多重耐药菌监测报告内容

向临床反馈的多重耐药菌监测报告内容包括但不限于以下内容：

××年××月—××月微生物实验室共收到标本 N 例，送检标本构成

情况包括科室、病原体、标本等，可以用图或表列出项目、数量、构成比等表示。检出细菌排名情况可以用图或表列出排名、细菌名、检出菌株数、占所有检出细菌的百分比等。耐药情况列出包括抗菌药物、××菌的耐药率等。同时列出全院多重耐药菌监测数量的变化，包括总例数、医院内获得例数、感染密度/千住院日、感染/定植率，与全年同期、上季度数据比较分析等内容。

（顾成武）

● 如何督查与考核多重耐药菌预防与控制措施执行情况？

多重耐药菌预防与控制可从多重耐药菌的院内分离率和消毒隔离措施执行率两方面进行督查与考核，需根据医院实际确定权重。例如，总分为 100 分，多重耐药菌院内分离例数考核分值占 55%，隔离措施执行率占 45%。举例如下：

（1）多重耐药菌院内分离例数考核（55 分）：可将入院第 3 天及第 3 天后采集的临床标本检测出的多重耐药菌判为多重耐药菌院内分离菌株。以下是两种考核方法。

1）考核期内多重耐药菌院内分离例数为 0 者得 55 分；上一年度同期多重耐药菌院内分离例数为 0，而本次考核期内出现耐药菌例数，每出现 1 例扣 5 分，扣完为止。

2）多重耐药菌院内分离例数发病密度考核，得分＝去年同期多重耐药菌的发病密度÷考核期内多重耐药菌的发病密度×55（注：发病密度＝多重耐药菌院内分离例数÷该科室同期患者住院日总数×1000‰）。

（2）消毒隔离执行情况考核（45 分）：消毒隔离措施包括患者隔离、手卫生、医疗用品、环境消毒和医疗废物处理等 15 项。得分＝45－（未执行的措施数÷多重耐药菌例数×15）×45

具体督查项目参见表 9－3。

表9-3 ××医院多重耐药菌消毒隔离措施督查表

科室：   患者姓名：   住院号：   床号：

感染/定植的多重耐药菌种类：   □ CRAB □MRSA □CRPA
                                    □VRE □CRE

1. 是否下隔离医嘱？   □是 □否
2. 是否隔离？   单间□是 □否
                                              集中隔离□是 □否
                                                  床旁□是 □否
                                                未隔离□是 □否
3. 是否使用隔离标识？   床旁□是 □否
                                                  病历□是 □否
                                                  腕带□是 □否
                                                未使用□是 □否
4. 患者床边是否配备快速手消毒剂？   □是 □否
5. 是否配备足够隔离防护用品？   手套□是 □否
                                                隔离衣□是 □否
                                            消毒擦拭用品□是 □否
6. 医务人员接触患者前后是否进行手卫生？   □是 □否
7. 接触患者血液、体液等分泌物时是否戴手套？   □是 □否
8. 大面积接触时是否穿戴隔离衣？   □是 □否
9. 体温计、听诊器等用品是否专人专用或每次使用后擦拭消毒？ □是 □否
10. 隔离区域的清洁消毒频率是否正确？   □是 □否
11. 消毒剂的有效氯浓度是否正确？   □是 □否
12. 是否对患者及其家属进行宣教？   □是 □否
13. 患者产生的废物是否按规定处理？   □是 □否
14. 是否对患者进行交接班，并在信息公示栏上标注？   □是 □否
15. 转科之前是否与接诊科室做好交接工作？   □是 □否

督导日期：   督导人：

（徐世兰 黄文治）

第十章　传染病管理

第一节　传染病疫情报告管理

● **我国法定传染病如何分类？**

我国法定传染病分甲、乙、丙三类，其中甲类 2 种、乙类 26 种、丙类
11 种，共 39 种。

1. 甲类传染病

甲类传染病包括鼠疫、霍乱，共 2 种。我国规定乙类传染病中肺炭疽、
传染性非典型肺炎按照甲类管理。

2. 乙类传染病

乙类传染病包括传染性非典型肺炎、艾滋病（艾滋病病毒感染者）、病
毒性肝炎、脊髓灰质炎、人感染高致病性禽流感、麻疹、流行性出血热、狂
犬病、流行性乙型脑炎、登革热、炭疽、细菌性和阿米巴性痢疾、肺结核、
伤寒和副伤寒、流行性脑脊髓膜炎、百日咳、白喉、新生儿破伤风、猩红
热、布鲁菌病、淋病、梅毒、钩端螺旋体病、血吸虫病、疟疾、人感染
H7N9 禽流感，共 26 种。

3. 丙类传染病

丙类传染病包括流行性感冒（包括甲型 H1N1 流感）、流行性腮腺炎、
风疹、急性出血性结膜炎、麻风病、流行性和地方性斑疹伤寒、黑热病、棘
球蚴病（包虫病）、丝虫病，除霍乱、细菌性和阿米巴性痢疾、伤寒和副伤

寒以外的感染性腹泻病、手足口病，共 11 种。

（邓明琼　陈萍）

● 法定传染病疫情如何报告？怎样制订报告流程？

1. 传染病疫情报告的规定

根据《中华人民共和国传染病防治法》规定：疾病预防控制机构、医疗机构和采供血机构及其执行职务的人员发现本法规定的传染病疫情或者发现其他传染病暴发、流行以及突发原因不明的传染病时，应当遵循疫情报告属地管理原则，按照国务院规定的或者国务院卫生行政部门规定的内容、程序、方式和时限报告。

根据《传染病信息报告管理规范》要求，责任报告单位和责任疫情报告人发现甲类传染病和按照甲类管理的传染病病例或疑似病例时，或其他传染病和不明原因疾病暴发时，应于 2 小时内将传染病报告卡通过网络报告；对其他乙、丙类传染病病例、疑似病例和规定报告的传染病病原携带者在诊断后 24 小时内进行网络报告；不具备网络直报条件的医疗机构及时向属地乡镇卫生院、城市社区卫生服务中心或县级疾病预防控制机构报告，并于 24 小时内寄送出传染病报告卡至代报单位。

2. 法定传染病疫情报告流程

法定传染病的具体报告流程参见图 10-1。

（邓明琼　陈萍）

● 传染病责任报告单位、责任疫情报告人包括哪些？

1. 责任报告单位

传染病责任报告单位是指各级各类医疗机构、疾病预防控制机构、采供血机构。

2. 责任疫情报告人

传染病责任疫情报告人是指责任报告单位执行职务的人员，包括各级各类医疗卫生机构人员和乡村医生、个体开业医生。

（邓明琼）

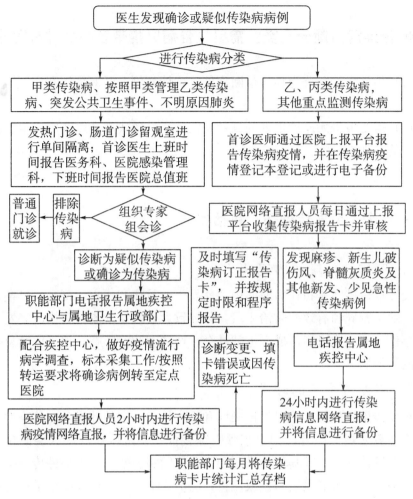

图 10 - 1 ××医院法定传染病疫情报告流程

● 传染病报告管理资料保存的要求有哪些?

（1）纸质传染病报告卡及传染病报告记录等资料需要保存 3 年。

（2）传染病报告卡由录卡单位保存 3 年。不具备网络直报条件的医疗机构，其传染病报告卡由代报单位保存，原报告单位必须进行登记备案。

（邓明琼）

● 传染病诊断分几类？需要报告病原携带者的病种有哪些？

（1）传染病诊断分为临床诊断病例、确诊病例、疑似病例和病原携带者四类。

（2）需要报告病原携带者的病种是霍乱、脊髓灰质炎以及国家卫生计生委规定的其他传染病。

（邓明琼）

● 什么是突发传染病？包括哪些？

1. 突发性传染病的定义

突发性传染病是指在短时间内突然发生，重症和死亡比例高，早期识别困难，缺乏特异和有效的防治手段，易导致大规模暴发流行、构成突发公共卫生事件，造成或可能造成严重的社会、经济和政治影响，须采取紧急措施应对的传染病。

2. 突发传染病的种类

突发传染病包括：①甲类传染病和乙类传染病中的肺炭疽、传染性非典型肺炎患者或疑似患者；②中东呼吸综合征、埃博拉病毒病（埃博拉出血热）等新发传染病；③其他传染病和不明原因疾病暴发；④某种传染病就诊数突然增多，有可能发生暴发或流行；⑤历史上未曾出现或本地罕见的传染病；⑥数天内就诊多例同一病症不明原因的急性疾病；⑦异常症候群或其他突发事件。

（刘琳琳）

● 突发传染病应急处置中各部门的职责是什么？

1. 医院领导层面

医院领导层面的职责是建立应急指挥领导小组，保证各部门信息沟通顺畅、有效协作。

2．医院感染管理科（部门）/预防保健科

（1）及时、准确报告传染病疫情。

（2）对传染病的医院感染控制措施落实提供监督、检查、指导。

（3）协助流行病学调查。

（4）医务人员健康管理。

（5）督导医疗废物管理。

3．医务部门

医务部门的职责是组织相关专家会诊、救治或转诊。

4．护理部门

护理部门的职责是对患者的护理措施及消毒隔离措施的落实。

5．临床科室

临床科室的职责是发现、识别、报告疫情，负责传染病诊疗与医院感染预防与控制。

6．后勤保障部门（总务、设备科）

（1）医疗废物处理。

（2）提供诊疗设施、设备，如病房、病床及转运设备等。

（3）物资储备：如一次性物品、检验用品、防护用品等。

7．药学部门

药学部门的职责是储备应急治疗药物。

8．保卫部门

保卫部门的职责是安全保障，布置警戒线等。

（刘琳琳　陈萍）

● **每种突发传染病是否都需要拟定预防控制应急预案？其构成要素是什么？应急预案内容有哪些？**

每种突发传染病都需要拟定该疾病的预防控制应急预案。根据《中华人民共和国传染病防治法》《突发公共卫生事件应急条例》等国家法律法规、标准规范要求制订相应的预防控制应急预案。

1. 构成要素

（1）应急处理指挥部的组成和相关部门的职责。

（2）监测与预警。

（3）信息的收集、分析、报告、通报制度。

（4）应急处理技术及其任务分工。

（5）分级和应急处理方案。

（6）预防、现场控制，应急设施、设备、救治药品和医疗器械，以及其他物资和技术的储备与调度（各部门职责）。

（7）应急处理专业队伍的建设和培训。

（8）效果评估。

2. 应急预案内容

××医院突发传染病应急预案内容

（1）目的：描述制订该应急预案的目的。

（2）适用范围：记录适用的医院和时间段。

（3）组织与领导：成立领导小组和专家组，领导小组全权负责该病防治工作和疫情突发后所有应急处理工作。

（4）救治专家组：成立对该传染病有针对性的专家小组，提高救治效率。

（5）病例定义及诊断、治疗：某传染病的病例定义以及诊断和治疗方案参见国家实时下发的标准规范或指南等。

（6）疫情监测：由医院职能部门负责疫情的监测与报告工作，各科室开展病例监测工作，做到早发现、早报告、早隔离、早治疗。

（7）应急处理：强调各个科室的职责以及应急处理事项。

（8）解除隔离标准：该传染病的解除隔离标准。

（9）人员培训：培训的主要内容包括该传染病基本知识；流行病学知识与病史采集技能；诊断标准，治疗原则，疫情报告的要求；消毒、隔离、防护基本技能等。

（10）物资储备：消毒药械、个人防护用品等物资的储备，治疗药物和对症治疗药物的储备。

（11）应对社区暴发或流行：床位扩展，医务人员协调，根据疫情补充药品器械、个人防护用品等。

（12）根据需要加上该传染病监测报告流程图，国家和上级卫生行政部门下发的相关预防与控制措施、诊疗指南等附件。

（刘琳琳　夏红　徐世兰　陈萍）

● **什么是流感样病例？不明原因肺炎？**

1. 流感样病例

流感样病例是指发热（体温≥38 ℃），伴咳嗽或咽痛之一者。

2. 不明原因肺炎

不明原因肺炎是指同时具备以下 4 条，不能明确诊断为其他疾病的肺炎病例。

（1）发热（腋下体温≥38 ℃）。

（2）具有肺炎的影像学特征。

（3）发病早期白细胞总数降低或正常，或淋巴细胞分类计数减少。

（4）经规范抗菌药物治疗 3～5 天，病情无明显改善或呈进行性加重。

（刘琳琳）

第二节　传染病预检分诊管理

● **传染病预检分诊对象包括哪些？发热患者预检分诊的标准和注意事项是什么？**

1. 预检分诊对象

预检分诊对象包括医疗机构所有就诊患者。

2. 发热患者分诊标准

体温大于或等于 38 ℃，伴有呼吸道症状（鼻塞、流涕、咳嗽、咽喉肿痛、气促、呼吸困难等）的急性呼吸道发热患者。

3. 分诊注意事项

（1）注意询问发热患者有关的流行病学史、职业史。

（2）预检为传染病或疑似传染病的患者，先为其提供一次性外科口罩，并将患者引导至感染性疾病科或发热门诊就诊。

（黄升华）

● 如何开展传染病预检分诊？预检分诊流程是什么？

1. 传染病预检分诊要求

（1）二级以上综合医院应设立感染性疾病科，负责本医疗机构传染病的分诊工作，并对本医疗机构的传染病预检、分诊工作进行组织管理。

（2）无感染性疾病科的医疗机构应设立传染病预检分诊处。

（3）经预检为传染病或疑似传染病的患者，应将其引导至本院感染性疾病科或定点收治医院就诊，并对患者采取防止传播扩散措施，对接诊处采取必要的消毒措施。

（4）对呼吸道等特殊传染病患者或疑似患者，医疗机构应依法采取隔离或控制传播措施，并按照规定对患者的陪同人员和其他密切接触人员采取医学观察和其他必要的预防措施。

（5）感染性疾病科和预检分诊点工作人员应采取标准预防措施，严格执行消毒技术和隔离技术规范，并按照《医疗废物管理条例》要求处理医疗废物。

2. 传染病预检分诊流程

传染病预检分诊流程参见图 10 - 2。

（黄升华　邱永洁）

● 传染病预检分诊处基本配置要求有哪些？

传染病预检分诊处应设立在门诊醒目位置，标识清楚，备有预检分诊流程图、体温表（红外线测温仪）、流动水洗手卫生设施/速干手消毒剂、75% 乙醇、含氯消毒片、预检分诊登记及消毒记录表等用品和设备。配置工作服、工作帽、医用外科口罩、检查手套、防护服、N95 医用防护口罩等防护用品。

（黄升华）

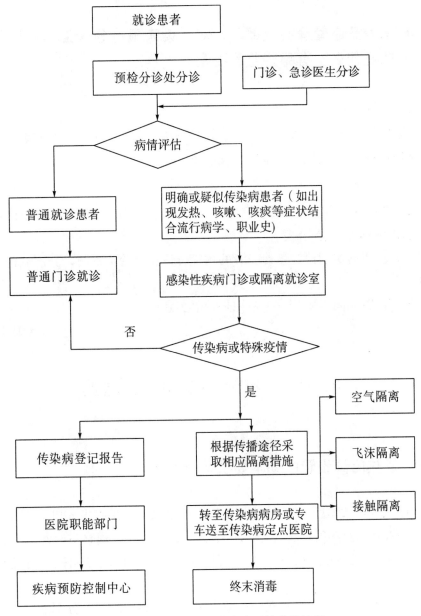

图 10－2 ××医院传染病预检分诊流程

● 医院感染管理科（部门）对传染病预检分诊工作的管理职能是什么？有哪些监管要素？

1. 管理职能

医院感染管理科（部门）监督、指导预检分诊工作的开展，有效预防控制传染病疫情，防止医疗机构内交叉感染。

2. 监管要素

（1）在有特定传染病预警信息时，是否引导就诊患者首先到预检处检诊，初步排查特定传染病。

（2）是否落实门诊、急诊患者的预检分诊和首诊负责制，分诊流程是否合理。

（3）消毒隔离和职业防护措施是否落实到位。

（黄升华）

第三节　发热、腹泻门诊管理

● 发热门诊设置的基本要求是什么？

（1）发热门诊应设在医疗机构内独立的区域，有单独出入口，与普通门（急）诊隔离。发热门诊至少包括诊室、治疗室、隔离观察室（每室独立）、专用卫生间、处置室，通风良好，有明显标识。三区划分明确，避免交叉感染。

（2）门诊医生、护士须取得执业资格并经过相关培训，分别能胜任发热疾病的诊断与鉴别诊断、治疗、护理等工作。

（3）制订并严格执行清洁消毒、隔离制度和流程。

（4）患者出院或死亡后应遵循《医疗机构消毒技术规范》（WS/T 367—2012）的要求进行终末消毒。

（5）配备充足且必要的消毒隔离用品、个人防护用品及手卫生设施。如外科口罩、医用防护口罩、隔离衣、防护服、手套、非手触式洗手装置、空气消毒设施等，消毒产品应合法、有效，工作人员按一级防护要求穿戴防护用品。

（6）严格执行首诊责任制，不得以任何理由拒收患者。

（马英）

● 腹泻门诊设置的基本要求是什么？

（1）根据肠道传染病流行季节、流行周期和流行趋势设定开放时间，如四川地区腹泻门诊开放时间为每年5月1日至10月31日。

（2）腹泻门诊应当设在医疗机构内独立的区域，有单独出入口，与普通门（急）诊相隔离。腹泻门诊至少应包括诊室、治疗室、处置室、隔离观察室（每室独立）、专用卫生间等。通风良好，有明显标识。房屋设置要便于治疗、隔离、清洁消毒，防止交叉感染和污染周围环境。

（3）腹泻门诊应配备专用医疗设备、诊疗器械、抢救药品、消毒灭蝇器械和药品、消毒剂、个人防护用品、手卫生设施、便器、医疗废物收集箱等，相关产品应合法、有效。

（4）配备的医务人员须经过肠道传染病知识技能培训，能胜任患者的诊治和医院感染预防与控制，防止肠道传染病的误诊、漏诊及医院感染发生。

（5）制订并严格执行消毒隔离、个人防护、医疗废物等相关管理制度和措施，并悬挂或摆放在腹泻门诊的显著位置。对污染的环境如患者的吐泻物，应随时进行消毒和终末消毒。

（6）严格执行腹泻病例登记制度。登记项目包括姓名、性别、年龄、职业、现住址、病名（诊断）、发病日期、就诊日期、初诊或复诊、主要症状、诊断时间、联系方式、单位名称等基本项目。登记做到"每例必登"且字迹清楚、项目齐全。

（7）工作人员发现法定报告的传染病患者，须按规定报告疫情。

（8）若无条件收治肠道传染病患者的医院，应迅速按规定报告疫情，由专用救护车将患者转入定点医院救治。

（马英）

● **发热、腹泻门诊应建立的制度、流程和岗位职责有哪些**？

（1）发热、腹泻门诊应建立的制度：发热（腹泻）门诊工作制度、发热（腹泻）门诊管理制度、发热（腹泻）门诊消毒隔离制度、发热（腹泻）门诊医院感染管理制度、传染病预检分诊制度等。

（2）发热、腹泻门诊应建立的流程：发热（腹泻）门诊工作流程、发热（腹泻）门诊就诊流程、感染性疾病患者就诊流程、个人防护用品穿脱流程等。

（3）发热、腹泻门诊的岗位职责：指医生、护士、保洁员等工作人员的职责。

（马英）

● **发热、腹泻门诊应配备的防护设备、设施和消毒产品有哪些**？

1. 发热、腹泻门诊防护设备、设施配备

发热、腹泻门诊应配备非手触式洗手设施及手卫生用品（抗菌洗手液、擦手纸等）。发热门诊医务人员需根据不同情况配置穿戴不同防护用品，参见《经空气传播疾病医院感染预防与控制规范》（WS/T 511—2016）附录A。腹泻门诊应配备一般防护用品（一次性外科口罩、工作服、工作帽等），必要时加隔离衣和乳胶手套等。

2. 发热、腹泻门诊消毒产品配备

发热、腹泻门诊应配备的消毒产品主要包括过氧乙酸、含氯消毒剂、碘伏、75％乙醇等用于环境、物体表面和皮肤消毒的消毒剂，空气消毒机或紫外线灯、喷雾消毒器等用于空气环境消毒的消毒器械，餐饮具、便器等一次性卫生用品。

（马英）

第四节 传染病管理的督查与考核

● **医疗机构在传染病防治中的主要职责和任务**？

根据《中华人民共和国传染病防治法》，医疗机构在传染病防治中主要承担以下职责和任务：

(1) 在传染病预防中的职责。

(2) 在疫情报告中的职责。

(3) 在医疗救治中的职责。

(4) 在传染病防治中的法律责任。

(5) 保障传染病信息及信息系统安全的责任。

（郝敏）

● **传染病管理督查的具体内容**？**有哪些层级的督查**？**如何进行传染病疫情报告考核以促进质量持续改进**？

1. 医疗机构传染病管理监督的具体内容

(1) 传染病疫情报告。

(2) 传染病疫情控制。

(3) 消毒隔离制度执行情况。

(4) 医疗废物处置。

(5) 病原微生物实验室生物安全管理。

(6) 承担预防接种的医疗机构还应对预防接种工作进行监督检查。

2. 督查层级

传染病管理实行属地管理原则。

(1) 医疗机构接受各级卫生计生行政部门定期组织的对本辖区内的传染病信息报告工作的督导检查。

(2) 医疗机构接受各级疾病预防控制机构定期的指导与考核。

（3）各级各类医疗机构应将传染病信息报告管理工作纳入工作考核范围，定期进行自查。

3. 传染病疫情报告考核及质量持续改进的方法

（1）传染病疫情报告考核可采用定量或定性的方式进行。例如，传染病疫情报告管理（100 分）可分漏报、迟报（占 50 分）和正确性（占 50 分）进行考核：当月得分＝（50－漏报或迟报扣分数）＋报告正确率×50。其中，漏报 1 例扣 10 分（50 分扣完为止），迟报 1 例扣 2 分（扣完 50 分为止），传染病报告正确率＝报告正确项目数/应报项目数×100%。建议根据医院情况将传染病报告卡中容易出现错误的项目纳入考核，如性病或乙肝附卡、身份证号码、14 岁以下家长姓名、现住址、幼托儿童或学生学校与班级、职业、诊断日期、发病日期、病例分类、患者工作单位、诊断时间、联系方式等项目。

（2）为促进传染病报告质量的持续改进，建议将质量管理工具（如 PDCA 循环）运用于传染病管理督查，促进问题追踪整改、体现质量持续改进（表 10-1）。

表 10-1　××医院传染病管理督查整改单

_____科：

　　_____年_____月_____日对你科传染病管理工作督查中，发现科室有如下问题需整改。请你科按照督导意见，对照标准认真落实整改，并将整改情况于本通知单送达之日起 5 个工作日内书面回复主管部门。

存在问题（P）	
督导意见（D）	
整改落实情况（C）	
整改落实效果评估（A）	

科室负责人（签字）：_____　　主管部门及责任人（签字）：_____

_____年_____月_____日

（郝敏　徐世兰）

● 如何开展传染病疫情自查与监管？

1. 审核

医疗机构传染病报告管理人员须对收到的纸质传染病报告卡或电子病历、电子健康档案系统中抽取的电子传染病报告卡的信息进行错项、漏项、逻辑错误等检查，对有疑问的报告卡必须及时向填卡人核实。

2. 订正

医疗卫生机构发生报告病例诊断变更、已报告病例因该病死亡或填卡错误时，应由该医疗卫生机构及时进行订正报告，并重新填写传染病报告卡或抽取电子传染病报告卡，卡片类别选择订正项，并注明原报告病名。对报告的疑似病例，应及时进行排除或确诊。发现传染病报告信息有误或排除病例时应当在 24 小时内订正。

3. 补报

（1）建立检验部门和影像部门登记反馈机制。利用信息系统查阅检验、影像阳性结果。未建立信息系统的医疗机构应建立检验和影像部门阳性结果登记本，由传染病报告管理人员负责每日对阳性病例进行核对、追踪，如发现传染病漏报，及时补报。

（2）传染病报告管理人员每月查对门诊日志和出入院登记，对必填项目的完整性进行核查，对有传染病诊断的病例进行核对、追踪，如发现传染病漏报，及时补报。

4. 查重

具备网络直报条件的医疗机构每日对报告信息进行查重，对重复报告信息进行删除。

（郝敏）

● 评审检查中涉及传染病管理条款的支撑资料有哪些？

根据《中华人民共和国传染病防治法》和《突发公共卫生事件应急条例》等相关法律法规要求，医疗机构承担传染病的发现、救治、报告、预防等任务。在日常工作中传染病管理人员应做好相关资料的收集、整理和归档。通常医疗机构需要提供以下资料备查：

（1）医院涉及传染病疫情管理相关的文件、制度、预案和流程，传染病疫情管理相关工作记录（传染病登记本、3 年的传染病报告卡、漏报自查记录、相关报表等）。

（2）每月传染病疫情通报资料、每季传染病报告数据统计分析、定期督查记录和持续改进措施。

（3）门/急诊科、内科、儿科、皮肤科、住院部等与诊疗传染病有关科室的门诊日志、出入院患者登记本，电子病历等，放射科、检验科等临床辅助科室的检查登记本及结果反馈记录。

（4）传染病疫情报告相关培训和考核记录。

（5）院内疫情异常信息事件的处置报告及记录。

（6）上级行政卫生部门的督导检查记录。

（邱永洁）

第十一章　医院环境、医疗废物及污水管理

第一节　重点科室的建筑布局流程

● **医院感染管理科（部门）在医院重点科室新建、改建、扩建中的作用是什么？**

《医院感染管理办法》规定，医院感染管理委员会应根据预防医院感染的相关规定和卫生学要求，对本院的建筑设计、重点科室建设的基本标准、基本设施和工作流程进行审查并提出意见。因此，医院感染管理科（部门）作为医院感染管理的职能部门应在新建、改建、扩建时有责任对建筑的布局流程进行审核把关，使其布局流程科学、合理、安全、实用。审核把关包括设计阶段审查、竣工阶段验收。

（苏超敏）

● **重点科室布局流程的基本原则是什么？**

重点科室布局流程的基本原则为选址合理、功能完善、分区明确、洁污分流、通道分开、面积足够、间距符合规定、污染源够远、卫生设施配足、减少交叉、安全高效。具体要素见下题。

（邵永惠）

● **审核医院新建、改建、扩建中的布局流程应考虑的基本要素包括哪些**？

（1）选址和面积设置恰当，区域划分清楚，满足功能需要。

（2）区域设置应相对独立，清洁、污染不交叉。

（3）交通流程应尽量避免高危人群的暴露，利于运送患者。流线上由相对清洁到相对污染（如传染病房），或者由相对污染到相对清洁（如手术室）。

（4）人流分医务人员和患者通道；物流分洁物流线、污物流线，流线之间不逆行、不交叉。

（5）设置足够数量和类型的隔离专用房间，并留出有利于患者之间隔离的间距和空间。

（6）采用适用的手卫生设施和易于清洁的材料，隔离病房和特殊护理单元配备适宜的通风设备。

（7）改建时预防患者暴露于真菌孢子的危险，建立合理的供水系统以减少军团菌等的污染。

（苏超敏）

● **内镜诊疗中心（室）布局流程的基本要求是什么**？

内镜诊疗中心（室）宜独立设置在医技部门的功能检查区域，靠近门诊部的一层端头，并有明显标识。内镜诊疗中心（室）应设立办公区、患者候诊室（区）、诊疗室（区）、清洗消毒室（区）、内镜与附件储存库（柜）等，其面积大小应与工作需要相匹配。硬式内镜与软式内镜的区域一般应分开设置。灭菌内镜的诊疗应当在达到手术标准的区域内进行，并按照手术区域的要求进行管理。内镜的清洗消毒室和内镜诊疗室应独立设置。不同系统的软式内镜的诊疗也应分室进行；且不同系统内镜的清洗槽、内镜自动清洗机应分开设置和使用。呼吸系统内镜与消化系统内镜在同一室清洗消毒时，呼吸系统清洗槽宜放在端头，并与消化系统内镜清洗槽保持一定的距离，减少微生物气溶胶的传播。

各内镜诊疗室最小使用面积不得少于 20 m²（不含候诊区、消毒区），办公区和患者候诊室（区）一般放在最外面，然后依次为检查准备室、麻醉室、复苏留观室，诊疗区、储存区放在中间部分。清洗消毒区和污洗区放在后端，并尽量靠外墙设置，便于通风，以减少气溶胶的污染和降低室内空气中弥散的消毒剂浓度。合理配置手卫生设施，通风设施宜采用"上送下排"的方式，具体要求参见《软式内镜清洗消毒技术规范》（WS 507—2016）。

（邵永惠　卢杰）

● 感染性疾病科（含发热门诊、腹泻门诊等）布局流程的基本要求是什么？

（1）感染性疾病科的设置要相对独立，内部结构做到布局合理，分区清楚，便于患者就诊，并符合医院感染预防与控制要求。

（2）设置3个或以上的出入口。主要包括：①医务人员、探视人员及物资供应入口；②患者出、入口；③污物、废弃物、尸体出口。

（3）分清洁区、潜在污染区和污染区。各区域之间应设置缓冲间，应有建筑隔断并标识清楚。缓冲间两侧的门不应同时开启，无逆流，不交叉。

（4）有条件的医院应设置负压室，安装洗眼设施和有效、便捷的手卫生设施等。

（5）感染性疾病科门诊设置：独立挂号收费，呼吸道（发热）和肠道疾病患者各自的候诊区和诊室、隔离观察室、检验室、放射检查室、药房（药柜）、专用卫生间、处置室和抢救室等，配备必要的医疗设备、手卫生设施、通风消毒设施等。

（邵永惠　卢杰）

● 消毒供应中心布局流程的基本要求是什么？

消毒供应中心分为辅助区域和工作区域，工作区域包括去污区、检查包装及灭菌区、无菌物品存放区。工作区整体布局应呈单向分布式，区域按由"污"到"洁"的作业流程进行分布，即依次为回收、分类、清洗、消毒、干燥、器械检查与保养、包装、灭菌、储存及无菌物品发放流程。去污区和清洁区应分别设置缓冲区。采用强制性卫生通过方式，将人流、物流分开，不交叉、不逆行。去污区与检查包装及灭菌区之间应设物品传递窗，并分别设人员出入缓冲间（带），方便物品传递。各区之间应有建筑隔断，标识明显，具体参见《医院消毒供应中心 第 3 部分：清洗消毒及灭菌效果监测》（WS 310.3—2016）建筑要求。

（邵永惠　卢杰）

● 手术室布局流程的基本要求是什么？

手术室须严格划分为限制区、半限制区和非限制区。限制区设在内侧，包括手术间、刷手间、无菌室、贮药室等，如果设置有洁净手术室，则洁净级别最高的手术间放最里面，如果有急诊手术间或感染手术间则安排在限制区靠外侧。半限制区设在中间，包括麻醉准备室、麻醉复苏室、应急消毒室、护士办公室、医护人员休息室。非限制区设在最外面或污物电梯旁，包括更衣室、石膏室、标本间、污物处理间、手术患者家属休息室等。值班室应设在手术室外面。手术室的入口处，有卫生通过室，包括换鞋处、淋浴室、卫生间、男女更衣处，手术人员进入手术室必须换鞋，洗手换手术衣，戴帽子、口罩方可进入限制区。至少设置医护人员、患者、污物三个通道，条件许可下要设置洁物通道。每个手术间洗手水龙头不得少于两个，采用非接触式开关。

（邵永惠　卢杰）

● 重症监护病房布局流程的基本要求是什么？

重症监护病房（ICU）布局流程设置要求具体见《重症监护病房医院感染预防与控制规范》（WS/T 509—2016）中 5 建筑布局、必要设施及管理要求。

（邵永惠）

● 门诊布局流程的基本要求是什么？

专科医院门诊布局应满足相应专科医院的门诊建设要求，综合医院门诊布局应根据《综合医院建筑设计规范》（GB 51039—2014）的门诊建设要求设置：

（1）普通门诊应设置咨询室、预检分诊处、挂号室、候诊室、诊断室、检查室、治疗室、缴费处、取药处等区域，流程清楚，路径明确便捷。

（2）儿科门诊应自成一区，出入方便，与普通门诊挂号、候诊分开，并设预检分诊处、隔离诊查室。儿童保健部分应单独设置。

（3）感染性疾病门诊要求参见本章相关内容。

（黄敏）

● 急诊科布局流程的基本要求是什么？

根据《综合医院建筑设计规范》（GB 51039—2014）中 5.3 急诊部用房规定，急诊科的布局和流程应符合以下要求：

（1）自成一区，应当设在医院内便于患者迅速到达的区域，并邻近大型影像学检查等急诊医疗依赖较强的部门。

（2）应单独设置出入口，方便患者转运、检查和治疗的区域，便于救护车、担架、轮椅的停放。

（3）应当具备与医院级别、功能和任务相适应的场所、设施、设备、药品和技术力量，以保障急诊工作及时有效开展。

（4）应当设医疗区和支持区。医疗区包括分诊处、就诊室、治疗室、处置室、抢救室和观察室，三级综合医院和有条件的二级综合医院应当设急诊手术室和急诊重症监护室。支持区包括挂号、各类辅助检查部门、药房、收费室、办公室、值班室、库房、污洗间、驾驶员休息室等部门。医疗区和支持区应当合理布局，有利于缩短急诊检查和抢救距离半径。

（5）整体布局应以洁污分区、通风良好为原则，医疗区、支持区及污物处理区等应相对独立。地面或墙面应有路标，宜用色带进行颜色指向标识，配以文字提示，使分区清楚、指向明确，易于分流和管理。

（6）抢救监护室、观察用房床间距不应小于 1.2 m，有吊帘分隔时不应小于 1.4 m，床沿与墙面的距离不应小于 1.0 m。

（7）装饰应遵守不产尘、不积尘、耐腐蚀、防潮、防霉、防静电，容易清洁和消毒的原则。

（8）不应在监护室、抢救室、治疗室、处置室、观察室内摆放干花、鲜花和盆栽植物。

（赵鸿鹰）

● **新生儿病室布局流程的基本要求是什么?**

按《新生儿病室建设与管理指南（试行)》（卫医政发〔2009〕123 号)要求，新生儿病室应设置在医院清洁的环境中，远离传染源和噪声，接近新生儿监护室（NICU）和产房，做到洁污区域分开，功能、流程、布局合理。

新生儿病室分医疗区和辅助区，医疗区包括普通病室、隔离病室和治疗室等，有条件的可设置早产儿病室、危重新生儿病室。辅助区包括清洗消毒间、洁具间、接待室、医患沟通间、配奶间、奶瓶清洗消毒间、新生儿沐浴间（区）、隔离沐浴间等，有条件的可以设置哺乳室。新生儿病室床位数应当满足患儿医疗救治的需要，无陪护病室每床净使用面积不少于 3 m^2，床间距不小于 1 m。有陪护病室应当一患一房，净使用面积不低于 12 m^2。有条件的综合医院以及儿童医院、妇产医院和二级以上妇幼保健院可以设置独立的新生儿病室。

新生儿病室应当配备必要的清洁和消毒设施，每个房间内至少设置 1 套洗手设施、干手设施或干手物品，洗手设施应当为非手触式。

（刘莉）

● **产房布局流程的基本要求是什么?**

产房应独立设置，与产科病房相邻近，周围环境清洁、无污染源。二级、三级助产技术服务机构产房总面积分别不少于 100 m^2 和 150 m^2。待产室与分娩室相邻，至少设待产床 1 张，每床使用面积不少于 6 m^2；分娩室面积不少于 30 m^2。设置工作人员与孕产妇独立进出的专用通道，有条件的机构可设置医疗废物专用通道。三区划分有明确的标识和建筑隔断，由外向内依次设非限制区—半限制区—限制区。①非限制区：孕产妇接收区、工作人员更衣更鞋区、卫生间、污物处置间等。②半限制区：办公室（区）、待产室、隔离待产室、治疗室、清宫室、清洁库房。③限制区：洗手消毒间（区）、分娩室、隔离分娩室、无菌物品存放间（或无菌物品存放柜)。还可根据情况在最里端设置一间剖宫产手术间。保证光线充足，有照明电及布局合理的电源插座和应急电源等；门窗严密、能通风、换气；墙面、天花板使用便于清洁和消毒的材质，缝隙均应抹平；地面平整、防滑、耐磨、易清洗、不易起尘。

（刘莉）

● 检验科、输血科布局流程的基本要求是什么？

1. 检验科布局流程的基本要求

检验科应自成一区，其中微生物学检验与其他检验分区布置位于检验科的后端。应设临床检验、生化检验、微生物检验、血液实验、细胞检查、血清免疫检查、实验准备间、洗涤消毒间、试剂和材料库等用房。值班和办公等用房应与实验操作区分开，实验人员均通过更衣室进行缓冲，在实验操作区出入口应设置手卫生设施，所有的标本均通过窗口接收，检验报告均由信息系统传输或者窗口发放。在操作区，应设置洗眼和紧急淋浴设施。实验室生物安全分区合理，有明确的实验室生物安全等级标志。结核检测实验室应至少达到 P2＋实验室标准。

2. 输血科布局流程的基本要求

《四川省输血科（血库）基本标准》规定，二级乙等、二级甲等、三级乙等、三级甲等医院的输血科面积分别不得小于 40 m^2、70 m^2、100 m^2、150 m^2。输血科的房屋设置远离污染源，靠近手术室和病区，采光明亮、空气流通，布局应符合卫生学要求，污染区与非污染区分开。血液处置室、储血室、发血室、治疗室、办公室、值班室和资料保存室设在清洁区。输血相容性检测实验室、血液标本处理室设在潜在污染区，污洗间、洁具间设在污染区。

（苏超敏 卢杰）

● 血液透析中心（室）布局流程的基本要求是什么？

血液透析中心（室）应当包括透析治疗区（隔离透析区和普通透析区）、水处理区、配液间、治疗区、候诊区、接诊区、库房、工作人员和患者更衣室等基本功能区域。设置医务人员通道、患者通道及医疗废物通道。隔离透析区与普通透析区应分开，并分别设置治疗室。开展透析器复用的医院应设置复用间。

透析治疗室、透析治疗准备室库房应达到《医院消毒卫生标准》（GB 15982—2012）中规定的对Ⅲ类环境的要求。水处理间面积应为水处理机占地面积的 1.5 倍以上，地面承重应符合设备要求，设置地漏并做防水处理，设备避免日光直射。

设置护士站和隔离治疗间或隔离区域，配备专门的透析操作用品车，固定工作人员对传染病患者进行隔离透析。医务人员办公及生活用房可根据实际情况设置。

（苏超敏）

● 导管室/介入手术室布局流程的基本要求是什么？

导管室/介入手术室的设置应参照一般手术室的标准执行，具体要求应符合《医院洁净手术部建筑技术标准》（GB 50333—2013）的要求。

（苏超敏）

● 病理科布局流程的基本要求是什么？

（1）病理科自成一区，宜与手术室邻近。

（2）病理解剖室和太平间合建，与停尸房宜有内门相通；并设工作人员更衣及淋浴设施。

（3）须配备取材、制片、标本处理、镜检、洗涤消毒等用房；病理解剖和标本库可单独设置或合用。

（4）明确划分污染区、潜在污染区和清洁区：①污染区包括接收送检标本的收发室、取材室、储存室、冰冻切片制作室、细胞学涂片制作室和尸检解剖室等；②潜在污染区（制片技术室）包括组织处理实验室、组织包埋实验室、石蜡组织切片室、HE 染色和其他染色实验室，以及一些相关技术实验室、病理学诊断室、组织切片和蜡块储存室、大体积标本制作室和陈列室等；③清洁区无生物性和化学性的污染物存在，包括资料档案室、摄影室、办公室和休息室等。

（5）设置缓冲区，配备独立的淋浴间和淋浴设备，且标本接收室、取材室应配备空气消毒设备。

（苏超敏）

● 放射科布局流程的基本要求是什么？

放射科宜在底层设置，自成一区，且与门/急诊、住院部邻近，并有便捷联系。有条件的机构，患者通道与工作人员通道应分开设置。应设放射设备机房（CT 扫描室、透视室、摄片室），控制、观片、登记存片和候诊等用房。可设诊室、办公室、患者更衣室等用房。胃肠透视室应设置调钡处和专用卫生间。防护设备应符合国家现行有关放射防护标准的规定。

（苏超敏）

● 医院污水处理站的建设要求是什么？

医院污水处理站位置的选择应根据医院总体规划、排出口位置、环境卫生要求、风向、工程地质及维护管理和运输等因素来确定。

（1）建筑位置宜设在医院建筑物当地夏季主导风向的下风向。

（2）设施应与病房、居民区等建筑物保持一定的距离，并设绿化防护带或隔离带。

（3）周围应设围墙或封闭设施，其高度不宜低于 2.5 m。

（4）应留有扩建的可能，方便施工、运行和维护。

（5）应有方便的交通、运输和水电条件，便于污水排放和污泥贮运。

（6）传染病医院及含有传染病房的综合医院的污水处理站，其生产管理建筑物和生活设施宜集中布置，位置和朝向应力求合理，并应与其他建筑物严格隔离。

（金宗英）

第二节　医院环境的清洁与消毒

● 中央空调滤网清洗维护的要求是什么？

中央空调滤网每 6 个月清洗、消毒或更换一次，应先清洗后消毒，采用浸泡清洗消毒方法，对部件较大的也可采取擦拭或喷雾消毒，并做好清洗、消毒记录。当发生空气传播性疾病暴发流行时，应每周对空调滤网进行清洗、消毒或更换。送风卫生指标应达到细菌总数小于或等于 500 CFU/m³、真菌总数小于或等于 500 CFU/m³、β 溶血性链球菌不得检出。

（黄家逊）

● 医院环境表面清洁消毒频次的要求是什么？

医院环境表面清洁消毒频次要求具体参见《医疗机构环境表面清洁与消毒管理规范》（WS/T 512—2016）规定。

（黄家逊）

● 什么是荧光标记法监测？

荧光标记法监测是指在保洁人员实施清洁工作前，将荧光标记在患者诊疗区域内高频接触的环境表面，清洁后借助紫外线灯检查荧光标记是否被有效清除，检查人员计算有效的荧光标记清除率，考核环境清洁工作质量。

（黄家逊）

● 直接观察法、微生物监测法、荧光标记法、ATP 生物荧光监测法有何不同？

这四种方法均为医疗机构环境清洁消毒审核的常用方法。它们各有优缺点：

（1）直接观察法：简便，通常作为常规审核技术，但视觉审核受主观评判影响，需其他方法验证。

（2）微生物监测法：检测病原体，可进一步做来源分析。但成本相对较高，培养时间久，一般需要 48 小时。

（3）荧光标记法：荧光监测具有监测效果评价快速、简便、省时、成本低廉、设备简单的优势。但必须在清洁前标记、清洁后检查且目前只能用于光滑物体表面。

（4）ATP 生物荧光监测法：通过荧光素酶与三磷酸腺苷（Adenosine Triphosphate，ATP）产生反应，可检测人体细胞、细菌、霉菌、食物残渣，结果报告快速（15 秒），能提供定量数据。但设备、试剂昂贵，因其无法区分监测表面的病原体死活，所以与微生物监测结果的一致性差。

（黄敏）

● 如何开展荧光标记法监测？

开展荧光标记法监测工作的步骤为：①准备荧光监测工具；②制订荧光监测表格，根据《医疗机构环境表面清洁与消毒管理规范》（WS/T 512—2016）建议的高频接触区域和医院实际情况确定监测项目；③在保洁员进行清洁工作前使用荧光笔在选定的物体表面任选一个或多个点位进行荧光标记；④待保洁员清洁完成后使用紫外线电筒对清洁效果进行评价并记录；⑤完成结果统计，计算有效荧光标记清除率，分析存在问题；⑥向后勤、保洁部门、临床科室反馈，提出整改建议。具体监测记录参见表 11－1。

表 11－1　××医院××科室环境清洁荧光监测记录表

监测日期：＿＿＿＿＿＿

项目	物体	属性	标记点	标记时间	监测时间	监测结果
病房	照明开关	保洁	开关按钮			
	门把手	保洁	周围			
病床	小板桌	保洁	左上点			
	左床栏	保洁	左边缘			
	床档板	保洁	中心点			
卫生间	水龙头开关	保洁	任选一处			
	护士站桌面	保洁	任选一处			
……						
合计（项目数）：						
合格（项目数）：						
不合格（项目数）：						
当班护士签字：			监测人签字：			

注：标记完整 0 分，残留标记 2 分，无标记 5 分。

（庄红娣　朱德智）

● **如何避免现场监测中的"霍桑效应"**？

"霍桑效应"就是当人们在意识到自己正在被关注或者观察的时候，会刻意去改变一些行为或者是言语表达的效应。监测中以"盲法"——暗访的形式进行监测可有效避免霍桑效应，具体可参考第八章第二节相关内容。

（黄敏）

● **如何对荧光标记法依从率和正确率进行计算**？

1. 依从率的计算

使用荧光标记法对清洁效果进行评价，结果分为荧光标记痕迹完整、荧光标记痕迹不完整、无荧光标记痕迹。计算公式如下：

荧光监测依从性＝（荧光标记痕迹不完整数＋无荧光标记痕迹数）/荧光标记总数×100％。

2. 正确率的计算

根据荧光标记法监测结果，考核环境清洁工作质量，无荧光标记痕迹视为正确，计算有效的荧光标记清除率。计算公式如下：

荧光监测正确率＝无荧光标记痕迹数/荧光标记总数×100％。

（黄敏）

● **如何利用监测数据促进清洁质量**？

医院感染管理科（部门）将监测结果通过会议、医院感染预防与控制通讯等方式进行反馈。科室针对问题召开医院感染管理小组会议，查找原因，落实整改措施。监管部门针对原因进行相应的强化培训和考核，对整改后的清洁质量进行追踪监测，不断反馈，促进清洁质量的持续提高。

（黄敏）

第三节 医疗废物及污水管理

● 医疗废物如何分类及处置？

医疗废物分类方法详见《医疗废物分类目录》（卫医发〔2003〕287 号），医疗废物医院内处置流程参见图 11 - 1。

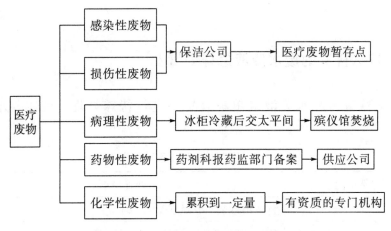

图 11 - 1 ××医院医疗废物医院内处理流程

（庄红娣 朱德智）

● 医疗废物暂存处（点）的基本管理要求是什么？

医疗废物暂存处（点）的基本管理要求参见《医疗卫生机构医疗废物管理办法》第三章分类收集、运送与暂时贮存和第二十一条医疗卫生机构建立的医疗废物暂时贮存设施、设备应当达到的要求相关内容。

（刘琳琳）

● 医疗废物交接登记包括哪些项目？

医疗废物的产生科室和暂存地必须对医疗废物进行登记，登记内容应当包括医疗废物的来源、种类、重量或者数量、交接时间、最终去向以及经办人签名等项目。登记资料至少保存 3 年。

（刘琳琳）

● 什么是医疗机构污水？

医疗机构污水是指医疗机构门诊、病房、手术室、各类检验室、病理解剖室、放射室、洗衣房、太平间等处排出的诊疗、生活及粪便污水。当医疗机构其他污水与上述污水混合排出时一律视为医疗机构污水。

（宋国英）

● 特殊科室的废水废液怎样处置？

特殊科室的废水废液应单独收集并进行特殊处理，具体要求参见表11－2。

表 11－2　医院特殊废水废液处置要求

特殊部门	处置要求
放射科	低放射性废水应经衰变池处理
洗片室	废液应回收银，并对废液进行处理
口腔科	含汞废水应进行除汞处理
检验科	废水应根据使用化学品的性质单独收集，单独处理
污水处理站	1. 含油废水应设置隔油池处理 2. 排出的废气应进行除臭除味处理，保证污水处理站周边空气中污染物达到要求 3. 污泥属危险废物，应按危险废物进行处理和处置
带传染病房的综合医疗机构	应将传染病房污水与非传染病房污水分开
传染病房	污水、粪便经过消毒后方可与其他污水合并处理
病理科	废弃的甲醛、二甲苯溶液及联苯胺类，应及时分类收集，集中交付，委托有资质的危险废物处置单位处置

（宋国英）

● **医疗机构的污水排放标准是什么？**

医疗机构污水排放一律按照《医疗机构污水排放标准》（GB 18466—2005）的 4.1 污水排放要求执行。

（宋国英）

第四节　洗衣房管理

● **洗衣房的建筑布局有哪些要求？**

洗衣房的建筑布局参见《医院医用织物洗涤消毒技术规范》（WS/T 508—2016）的要求执行。

（金宗英）

● **洗衣房工作流程是什么？**

洗衣房洗涤（消毒）工作流程按《医院医用织物洗涤消毒技术规范》（WS/T 508—2016）附录 A 执行。

（金宗英）

● **洗衣房环境卫生学监测要求有哪些？监测合格的各项指标是什么？**

根据工作需要或怀疑医院感染暴发与医用织物有关时，应进行菌落总数和相关指标菌检测；每半年对工作人员手、物体表面进行 1 次卫生学抽检，应符合《医院消毒卫生标准》（GB 15982—2012）Ⅲ类环境规定。具体见《医院医用织物洗涤消毒技术规范》（WS/T 508—2016）附录 B 清洁织物采样及相关指标检测方法。

（金宗英）

● 医院内的医用织物应当如何分类收集、运送与暂存？

医院内的医用织物的收集、运送与暂存，应参照《医院医用织物洗涤消毒技术规范》（WS/T 508—2016）的要求执行。

（金宗英）

● 医用织物分类有哪些？

根据可重复使用医用织物、使用对象、生物污染风险和洗涤（消毒）工艺的不同需求，医用织物可分为以下三种。

（1）感染性织物：①医院内被隔离的感染性疾病（包括传染病、多重耐药菌感染/定植）患者使用后的医用织物；②被患者血液、体液、分泌物（不包括汗液）和排泄物等污染，且具有潜在生物污染风险的医用织物。感染性织物包括耐热的感染性织物和不耐热的感染性织物。

（2）脏污织物：医院内除感染性织物以外的其他所有使用后的医用织物，包括耐热的普通污染织物和不耐热的普通污染织物。

（3）清洁织物：经洗涤消毒等处理后，外观洁净、干燥的医用织物。

（金宗英）

● 使用后医用织物和清洁织物的收集与暂存场所应如何设置？

使用后医用织物和清洁织物的收集与暂存场所的设置，应参照《医院医用织物洗涤消毒技术规范》（WS/T 508—2016）的要求执行。

（金宗英）

● 洗衣房工作人员的防护要求是什么？

洗衣房工作人员的防护要求，应参照《医院医用织物洗涤消毒技术规范》（WS/T 508—2016）的要求执行。

（金宗英）

● 从事洗衣房的人员要求有哪些？

（1）从业人员上岗前应接受本单位或当地相关管理机构的岗前培训，熟练掌握洗涤、消毒技能，了解洗涤和烘干等相关设备、设施及消毒隔离基础知识、常用消毒剂使用方法。有专人负责质检工作。

（2）从业人员在进行使用后医用织物分类收集、包装、分捡和装机洗涤过程中，应遵循"标准预防"原则，严格执行《医院隔离技术规范》（WS/T 311—2009）的隔离要求，穿戴工作服（包括衣裤）、帽、口罩、手套、防水围裙和胶鞋，有特殊规定时穿隔离衣，并按《医务人员手卫生规范》（WS/T 313—2009）要求加强手卫生。污染区和清洁区穿戴的个人防护用品不应交叉使用。

（3）从业人员在进行洗涤（消毒）后清洁织物烘干、熨烫、折叠、运送等过程中，应穿工作服、工作鞋，并保持手部清洁卫生。

（4）洗涤（消毒）服务机构应组织新上岗人员健康体检，并定期（两年一次）对从业人员进行健康体检。患有痢疾、伤寒等各类肠道传染病、活动性肺结核、化脓性或渗出性皮肤病等具有传染性的疾病的从业人员，在患病期间不应参与直接与医用织物接触的工作。

（金宗英）

● 洗衣房的资料管理及保存要求有哪些？

洗衣房的资料管理及保存，应参照《医院医用织物洗涤消毒技术规范》（WS/T 508—2016）的要求执行。

（金宗英）

第五节　督查与考核

● 如何对医院建筑布局、环境清洁消毒进行督查与考核?

(1) 对建筑布局督查与考核的主要内容:①医院建筑布局是否符合医院感染预防与控制的标准及原则;②新建、改建、扩建是否经过医院感染管理委员会审核;③建筑布局是否合理,是否符合医患分流、洁污分流的原则,分区是否明确,各类标识是否清晰,流程设施是否合理。

(2) 环境清洁消毒督查与考核主要内容:①环境是否整洁,是否按规定流程进行清洁、消毒,有无卫生死角,记录是否完善;②清洁工具是否按要求分区使用,用后是否清洁消毒等。具体可参照《医疗机构环境表面清洁与消毒管理规范》(WS/T 512—2016)相关规定进行督查与考核。

(郑熙琳)

● 医疗废物督查与考核主要有哪些内容?

(1) 组织管理、培训:①有无医疗废物管理制度和意外事故应急预案;②是否设置负责医疗废物管理部门和专(兼)职人员;③有无相关法律及专业知识培训。

(2) 医疗废物包装物、容器:①是否符合标准;②是否有明显的警示标识和警示说明;③是否将医疗废物按类别分置于专业包装物或容器中。

(3) 收集人员防护情况:①是否按要求穿戴防护用品;②是否按要求进行健康体检;③是否按要求进行免疫接种。

(4) 医疗废物暂存点:①暂存点设施设备是否齐全,墙上有无明显警示标识;②有无定期消毒;③存放设施是否符合"六防",即防鼠、防蚊蝇、防蟑螂、防盗、防渗漏、防儿童接触要求;④医疗废物包装或容器有无破损。

(5) 医疗废物登记资料:是否有消毒登记本、医疗废物登记本、医疗废物转移交接单等。

(郑熙琳)

● **污水管理督查与考核主要有哪些内容**？

（1）组织管理、培训：①污水处理管理制度和意外事故应急预案；②是否设置专（兼）职管理人员；③有无相关法律及专业知识培训。

（2）污水处理过程：①设施是否正常运转；②排放是否符合要求；③是否具有检测报告；④有无污水排放许可证；⑤检测记录是否完善等。

（3）工作人员自身防护情况。

（郑熙琳）

第十二章　重点部位医院感染的预防与控制

第一节　呼吸道医院感染的预防与控制

● 什么是下呼吸道感染？

下呼吸道感染是指环状软骨以下的部位气管、支气管和肺的感染，包括气管炎、支气管炎、肺炎等。常见的病原体为病毒、细菌、支原体、衣原体、军团菌等微生物。主要临床表现包括发热、咳嗽和咳痰，痰呈脓性、黏稠或血性，可伴有胸痛、气促，肺部闻及湿啰音，X线检查结果提示肺部有炎症性浸润或胸膜腔积液，严重时可导致感染性休克和呼吸衰竭。

（李虹）

● 下呼吸道感染标本的正确采集方法有哪些？

1. 痰标本的采集方法

宜采集晨痰，尽可能在使用抗菌药物之前采集标本。采集标本前患者用0.9%氯化钠注射液漱口，指导患者用力咳出深部痰，勿留取唾液和鼻腔分泌物。小儿取痰方法是用压舌板向后压舌，将拭子伸入咽部，小儿经压舌刺激咳嗽时，喷出肺部或气管分泌物粘在拭子上送检。幼儿还可用手指轻叩胸骨柄上方诱发咳痰的方法。标本量应大于或等于1 ml，应尽快送检标本，不得超过2小时。

2. 气管吸出物的采集方法

仅当气管插管患者出现肺部感染症状时（如发热或咳嗽），可以采集气管吸出物标本。从气管中吸痰，用无菌容器留取送检。（注：气管在插管24小时后即有定植菌，若未有肺部感染指征时送检气管吸出物，可能导致结果与疾病不符。）

3. 血标本的采集方法

（1）皮肤清洁：抽血培养之前，应对穿刺部位进行彻底的清洁，以保证消毒效果。

（2）皮肤消毒：用灭菌棉签蘸适宜皮肤消毒剂，以穿刺点为中心由内向外旋转稍用力涂擦消毒，消毒范围 5 cm×5 cm，消毒 2 次，末次消毒后应使消毒剂充分自然待干。

（3）去除培养瓶上的封盖瓶帽，用安尔碘消毒剂消毒橡皮塞，待干60秒。

4. 气管镜标本的采集方法

气管镜可采集到感染部位高质量的标本，包括支气管镜采集法、防污染毛刷采集法和支气管肺泡灌洗法等，应由有操作内镜经验的呼吸科医生或经培训的医生按相应操作规程采集，注意采集标本时尽可能避免咽喉部正常菌群的污染。

5. 其他方法

其他方法包括环甲膜穿刺经气管吸引法和经胸壁针穿刺吸引法，均为有创操作，应在有技术条件支持下开展，而且在其他采集方法不能满足临床需要时方可采用。

（李虹）

● 什么是医院获得性肺炎？

医院获得性肺炎（Hospital Acquired Pneumonia，HAP）是指患者入院时不存在、也不处于感染潜伏期，入院 48 小时后发生的，由细菌、真菌、支原体、病毒或原虫等病原体引起的各种类型的肺实质炎症。

在美国胸科学会（American Thoracic Society，ATS）、感染病学会（Infectious Diseases Society of America，IDSA）联合发布的指南以及中华

医学会呼吸病学分会发布的指南中定义 HAP 属于肺炎，且认为 HAP 临床诊断标准同社区获得性肺炎（Community Acquired Pneumonia，CAP），结合《社区获得性肺炎诊断和治疗指南》（2016 年版），HAP 临床诊断标准如下：

（1）新近出现的咳嗽、咳痰或原有呼吸道疾病症状加重，并出现脓性痰，伴或不伴胸痛。

（2）发热。

（3）肺实变体征和（或）闻及湿啰音。

（4）白细胞（White Blood Cell，WBC）大于 $10×10^9/L$ 或小于 $4×10^9/L$，伴或不伴细胞核左移。

（5）胸部 X 线检查显示呈片状、斑片状浸润性阴影或间质性改变，伴或不伴胸膜腔积液。

以上 1～4 项中任何 1 项加第 5 项，并除外肺结核、肺部肿瘤、非感染性肺间质性疾病、肺水肿、肺不张、肺栓塞、肺嗜酸性粒细胞浸润症及肺血管炎等，可建立临床诊断。

（夏娇　邓艾）

● 医院获得性肺炎的预防与控制措施有哪些？

医院获得性肺炎是我国最常见的医院感染类型，主要预防与控制措施如下：

（1）合理使用抗菌药物，避免耐药性的产生和二重感染。

（2）对意识障碍或昏迷患者，应加强呼吸道管理和口腔护理，减少口咽部分泌物误吸，降低医院获得性肺炎的风险。

（3）病情允许情况下适当抬高床头，防止食物反流进入气道，导致吸入性肺炎。如无禁忌证，应将床头抬高 30～45°。

（4）鼓励术后患者（尤其是胸部和上腹部手术患者）早期下床活动。

（5）指导患者正确咳嗽，必要时予以翻身、拍背，以利于痰液引流。

（6）重视床单位的清洁消毒，加强病房通风换气，进行各种医疗护理操作和擦浴时避免着凉，以免诱发感染。

（7）对于使用呼吸机辅助呼吸的患者：①需严格掌握气管插管或切开适应证，优先考虑无创辅助通气；②尽量使用经口的气管插管，气囊压力维持在 25～30 cmH$_2$O 以上；③吸痰时严格进行无菌操作和手卫生；⑤每周更换呼吸机螺纹管和湿化器，有明显分泌物时及时更换；⑥及时倾倒螺纹管冷凝水，湿化水为无菌水应每日更换；⑦每日评估是否撤下呼吸机和拔管。

（8）对医务人员：①定期进行相关预防措施的教育培训；②加强陪护人员的宣传教育，如手卫生、清洁消毒、排痰等基础知识的宣教。

（赵华）

第二节　皮肤软组织医院感染的预防与控制

● 什么是皮肤感染？如何诊断？

1. 皮肤感染的概念

皮肤感染是指皮肤出现了炎症。根据我国《医院感染诊断标准（试行）》规定，皮肤出现脓性分泌物、脓疱、疖肿或患者有局部疼痛，或出现压痛、局部红肿或发热，无其他原因解释者，可临床诊断为皮肤感染。

2. 诊断方法

（1）临床诊断：符合下述两条之一即可诊断。

1）皮肤有脓性分泌物、脓疱、疖肿等。

2）患者有局部疼痛或压痛，局部红肿或发热，无其他原因解释者。

（2）病原学诊断：临床诊断基础上，符合下述两条之一即可诊断。

1）从感染部位的引流物或抽吸物中培养出病原体。

2）血液或感染组织特异性病原体抗原检测阳性。

（黄敏）

● 软组织感染包括哪些？如何诊断？病原学特点是什么？

1. 软组织感染的种类

软组织感染包括坏死性筋膜炎、感染性坏疽、坏死性蜂窝织炎、感染性肌炎、淋巴结炎及淋巴管炎。

2. 软组织感染的诊断标准

（1）临床诊断：符合下述三条之一即可诊断。

1）从感染部位引流出脓液。

2）外科手术或组织病理学检查证实有感染。

3）患者有局部疼痛或压痛、局部红肿或发热，无其他原因解释。

（2）病原学诊断：在临床诊断基础上，符合下述两条之一即可诊断。

1）血液特异性病原体抗原检测阳性，或血清 IgM 抗体效价达到诊断水平，或双份血清 IgG 呈 4 倍升高。

2）从感染部位的引流物或组织中培养出病原体。

3. 软组织感染的病原学特点

软组织感染常见的病原菌为金黄色葡萄球菌，其次是铜绿假单胞菌、肠球菌、大肠埃希菌、β 链球菌等。

（黄敏）

● **皮肤软组织感染的标本采集方法**？

采集标本时，应避免体表细菌污染，并尽快送实验室，以便及时、正确地处理。通常每个感染部位每天送检标本不超过一份。

（1）组织（脓肿周围或感染部位下组织）：经手术或活检获得的组织是皮肤软组织感染最好的检测标本。尽量多采集组织，若有可能，剩余组织保存于−70 ℃，以备进一步检测。如为烧伤感染定量培养则至少采集组织 0.5 g。

（2）开放性脓肿：以 0.9％氯化钠注射液清洁创面，尽量抽吸深部脓液送检。标本量大于或等于 1 ml。

（3）闭合性脓肿：以 0.9％氯化钠注射液或 70％乙醇擦去表面分泌物，再抽吸脓肿壁，经无菌操作置入厌氧运送系统。

（4）分泌物：组织或脓液标本优于分泌物。若必须采集分泌物，以拭子深入伤口，取邻近新生组织处标本，置入运送培养基中运送。应采集两份，分别用于培养及涂片革兰染色。

（5）血液：严重的软组织感染可能导致血流感染，血培养有助于病原学诊断。

（6）蜂窝织炎：以 0.9％氯化钠注射液或 70％乙醇清洁局部后，用注射器自炎症中央（而非边缘）抽吸。未形成脓肿时，标本难以采集，可用小量0.9％氯化钠注射液灌洗，注入无菌螺旋盖容器。具体步骤为：①消毒感染部位；②用 3～5 ml 注射器加上 22 号或 23 号针头抽吸红斑边缘部位。若未获得可培养的标本，以 0.1～0.5 ml 0.9％氯化钠注射液注入皮下组织，不移动针头位置，立即抽吸；若仍未获得可培养的标本，应抽吸液体培养基冲洗针头和注射器，并用针尖在培养基上画线接种。

（7）耳部感染：包括内耳及外耳感染。鼓膜穿刺术适用于复杂的、复发的或慢性持续性中耳炎。鼓膜完整时，以肥皂液清洗耳道，鼓膜穿刺术抽吸脓液置无菌容器或厌氧运送系统。鼓膜破裂时，通过反射镜，用柔软拭子采集，置入运送培养基。外耳炎时，以湿棉签清洁耳道，用力转动拭子采集标本（若不用力转动拭子，可能漏检链球菌）。

（8）留置导管局部软组织感染：怀疑发生导管相关感染时，应采集导管做病原学检查。

（夏娇）

● 皮肤软组织医院感染预防与控制的方法和措施有哪些？

（1）积极防治易引起皮肤改变或损伤的疾病，保持皮肤完整性，防止损伤，预防皮肤软组织感染。

（2）对手术患者要认真备皮，腰穿、骨髓穿刺、活检、关节穿刺、静脉输液等必须严格皮肤消毒。术中严格遵守无菌操作原则，术后伤口要保持清洁干燥并勤观察、换药，换药时应戴口罩、帽子、无菌手套。严格执行手卫生规范，接触患者前后认真洗手或使用速干手消毒剂消毒。接触皮肤感染部位分泌物、脓液、血液及其污染物品应戴手套。

（3）积极治疗或纠正可引起皮肤软组织感染的疾病或危险因素。患有皮肤病者应积极治疗，避免抓破损伤。注意皮肤出现的表浅伤口，及时处理体表软组织的损伤，防止继发感染。有效控制糖尿病患者的血糖水平，提高机体免疫力。

（4）指导患者注意个人卫生，保持皮肤清洁干燥。大小便失禁患者及时清洁局部皮肤，肛周可涂皮肤保护剂，减少皮肤摩擦和刺激。指导患者合理膳食，增强机体免疫力。长期卧床患者要勤翻身；不允许过多翻身者，应使用特殊床垫、器具，预防压疮发生。若有局部水肿、皮肤微红或发白等情况应立即采取措施。及时增减衣物，注意保暖，防止冻伤，使用热水袋者防止烫伤等。

（5）被感染性分泌物、脓液、血液污染的诊疗器械，应彻底清洗干净，再进行消毒或灭菌，无菌物品应一人一用一灭菌。

（张淑华）

● 如何预防新生儿皮肤软组织感染？

（1）做好新生儿基础护理，包括口腔、脐部、臀部及颈部、腋下、腹股沟等皮肤皱褶处的护理，手法轻柔，更换尿布、内衣时要防止损伤皮肤。尿布应柔软，勤于更换。

（2）保持新生儿皮肤干燥，经常更换体位，以防局部长期受压。

（3）直接接触新生儿的物体表面如沐浴室台面、体重秤等做好消毒管理。

（4）新生儿沐浴用布类经过高压灭菌，做到一人一用，护理人员沐浴前后洗手。

（5）定时对尿布车进行清洁消毒，可采用含氯消毒剂进行消毒。

（李静）

● 发生特殊感染如气性坏疽如何进行消毒处置？

发生特殊感染时的消毒处置，参见《医疗机构消毒技术规范》（WS/T 367—2012）中 11.2.1 气体坏疽病原体消毒方法。

（黄敏）

● 如何预防新生儿脓疱疮？

新生儿脓疱疮是由金黄色葡萄球菌或溶血性链球菌引起的一种急性化脓性皮肤病。多发生在气温高、湿度大的夏秋季节，易在新生儿中造成流行。预防措施如下：

（1）保持病室空气清新，温度 22～24 ℃，湿度 50%～70%。每日通风换气至少两次，动态空气消毒一次。

（2）新生儿每日沐浴一次，保持皮肤清洁干燥。

（3）穿透气吸汗的宽松纯棉衣服，衣服每日更换。床单被褥每周常规更换两次，如有污染及时更换。使用过的衣被须清洁消毒后再使用。

（4）刚娩出的新生儿，胎脂局部堆积较多的地方，应当用消毒棉球蘸液状石蜡将其擦去，特别是皮肤皱褶处，以免脂类氧化成脂肪酸刺激皮肤。

（5）加强医护人员的手卫生，每接触一名新生儿之前必须做手卫生；接触新生儿由洁到污顺序操作。如反向操作须重新进行手卫生。

（王荣丽）

第三节　手术部位医院感染的预防与控制

● **什么是手术部位感染？如何分类？**

1. 手术部位感染的定义

世界卫生组织对手术部位感染（Surgical Site Infection，SSI）定义如下：指围手术期发生的手术切口或手术深部器官或腔隙的感染。

2. 手术部位感染的分类

SSI 分为表浅切口 SSI（感染仅限于皮肤和皮下组织内）、深部 SSI（感染延伸到筋膜和肌肉等深部组织）、器官/腔隙感染（感染累及除切口外的任何术中打开或进行操作的解剖部位）。详见《外科手术部位感染预防与控制技术指南（试行）》相关内容。

（郝敏）

● **怀疑手术部位感染时如何正确采集标本？**

（1）如果怀疑切口感染，不要急于开放病灶，先消毒脓肿表面皮肤（消毒面积以穿刺点为中心，直径大于 5 cm）。用无菌注射器将脓肿内容物抽出，立即进行涂片，然后用橡皮胶塞进行封闭连同注射器立即（厌氧培养要求 10 分钟内）送检。如果脓液较多也可以注入培养瓶内送检（厌氧/需氧都可做，首选厌氧）。

（2）如果切口已经开放，消毒皮肤（切口边缘 15 cm 范围），尽量去除创面正常菌群，分别用拭子采集病灶底部或边缘的标本，进行涂片和置于无菌培养瓶中送检。开放病灶不做厌氧培养。标本应在 1 小时内送往实验室，厌氧培养要在 10 分钟内送检，送检前宜电话联系微生物实验室。若切口中脓液或分泌物较少，可用拭子蘸取 0.9％氯化钠注射液后取样，然后涂片。

（夏娇）

第四节　呼吸机相关肺炎的预防与控制

● 什么是呼吸机相关肺炎？

呼吸机相关肺炎（VAP）是指机械通气 48 小时后至拔管后 48 小时内出现的肺炎，是医院获得性肺炎的重要类型。目前国际新指南已无早发 VAP 和晚发 VAP 概念。

（夏娇）

● 呼吸机相关肺炎的预防与控制措施包括哪些？

呼吸机相关肺炎的预防控制措施可从患者管理、设备管理和教育培训三方面入手。具体参见《重症监护病房医院感染预防与控制规范》（WS/T 509—2016）中 8.3 呼吸机相关肺炎的预防和控制措施及本章相关内容。

（夏娇）

● 如何对使用呼吸机的患者进行口腔护理？

（1）调整患者体位，将床头抬高 30～45°。

（2）常规进行气囊压力监测，使气囊压力维持在 25～30 cmH_2O。

（3）吸净气管及口腔分泌物。

（4）记录气管插管与门牙咬合处的刻度。

（5）双人配合，一人固定插管，一人进行口腔护理，也可以冲洗口腔，从上嘴角注入液体，从下嘴角吸出。

（6）更换牙垫。

（7）固定气管插管，再次确认气管插管刻度。

（8）建议使用有消毒作用的口腔含漱液，每6～8小时一次。

（余桂英）

● 气管切开患者的感染控制措施包括哪些？

（1）严格掌握气管切开适应证。使用呼吸机辅助呼吸的患者应优先考虑无创，如要插管，尽量使用经口的气管插管。插管时间可能超过72小时的患者，宜选用带声门下分泌物吸引的气管导管。

（2）严格遵守无菌技术操作规程。进行吸痰、口腔护理或更换管路等操作时，应严格遵守无菌操作技术、严格执行手卫生。

（3）严格执行标准预防措施。如有可能接触到血液、体液、分泌物以及气溶胶，应选用手套、医用外科口罩、护目镜或防护面屏等个人防护用品，必要时穿隔离衣或防护服。

（4）应及时清除气道内的分泌物，防止分泌物坠积、干结、脱落而阻塞气道。每日评估是否撤机、拔管，减少插管天数。

（5）按照《消毒技术规范》做好呼吸机及各管路的清洁消毒工作。

（余桂英）

● 机械通气患者呼吸机的管理包括哪些？

按照《医院消毒供应中心第1部分：管理规范》（WS 310.1—2016）要求，所有需要消毒灭菌的复用品须送消毒供应中心进行统一规范处置。此外，对呼吸机及其附件日常清洁、消毒与灭菌需注意以下几点：

（1）呼吸机外置管路及附件应达到一人一用一消毒或灭菌，长期使用者每周更换。

（2）工作人员清洗消毒呼吸机时，应当穿戴适当的个人防护用品，包括工作服、口罩、帽子、手套，必要时戴防护镜。

（3）呼吸机的外表面及触摸屏式操作面板，按照高频接触物体表面要求进行日常清洁消毒。

（4）应尽可能将连接部分彻底拆卸，实施规范清洁消毒，每次使用后应进行终末消毒处置。

（5）如临床怀疑使用呼吸机患者的感染与呼吸机管路相关时，应及时更换清洗、消毒外置管路及附件，必要时对呼吸机内管路进行消毒。

（6）呼吸机内置回路应由器械管理部门按照产品说明书定期保养维修。

（7）呼吸机湿化罐内加入的湿化液应为无菌蒸馏水，使用过程中应适时添加保持一定水位，每 24 小时彻底更换一次，湿化罐每周更换一次。

（8）其他特殊部件：如呼吸机空气过滤网、流量传感器、过滤器（网、膜）、防尘网垫、呼气阀（瓣、膜）等，应根据各厂家产品说明书提供的方法进行清洗消毒。

（王荣丽）

第五节　中心静脉导管相关血流感染的预防与控制

● 什么是中心静脉导管相关血流感染？

中心静脉导管相关血流感染（central line-associated bloodstream infection，CLABSI）是指带有血管内导管或拔除血管内导管 48 小时内的患者出现菌血症或真菌血症，并伴有发热（体温≥38 ℃）、寒战或低血压等感染表现，除血管导管外没有其他明确的感染源。实验室微生物检查显示：外周静脉血培养细菌或真菌阳性，或者从导管段和外周血培养出相同种类、相同药敏试验结果的致病菌。

（王荣丽）

● 导管相关血流感染的诊断要点是什么？

导管相关血流感染诊断成立至少需具备以下各项中的 1 项：

（1）导管半定量细菌培养阳性（＞15 CFU/导管尖段 5 cm）或者定量培养阳性（＞10^3 CFU/导管段），同时从导管培养出的细菌与外周血培养结果一致（种属和药敏试验结果）。

（2）从中心静脉、外周静脉同时抽血送细菌定量培养，二者细菌浓度比例超过 5∶1。

（3）同时从中心静脉、外周静脉抽血送细菌培养，中心静脉所取血样培养出现阳性的时间比外周血早 2 小时以上。

（王齐）

● 在诊断导管相关血流感染时，如何正确采集血培养标本？

诊断导管相关血流感染时，根据是否保留血管内导管采取不同的采集方法。

1. 保留血管内导管

对怀疑是 CRBSI 的患者至少做 2 套血培养：

（1）用注射器从非置管侧肢体的外周静脉穿刺采集 1 套血培养标本，并标记"外周静脉血"。

（2）从中心静脉导管或 VAP 隔膜采集 1 套血培养标本，并标记"导管血"。

2. 不保留血管内导管

用注射器从不同部位的外周静脉分别采集各 1 套血培养标本（每套血包括一个需氧培养瓶和一个厌氧培养瓶），取血量为每瓶 8～10 ml（或按厂家说明书），并标记"外周静脉血"，两个部位采血时间必须小于或等于 5 分钟。无菌状态下取出可疑的导管，取导管尖端 5 cm 送检。

（王荣丽）

● 导管相关血流感染的危险因素有哪些？

（1）导管类型：导管越粗、越硬、越复杂，越容易发生感染。

（2）置管部位：经外周静脉植入导管感染率最低，股静脉置管感染率最高。

（3）导管留置时间：随着静脉导管留置时间延长，皮肤细菌沿静脉导管侵入血液的概率大大增加，致管腔内细菌定植。

225

（4）医务人员操作技能：目前认为操作人员和患者皮肤上的表皮葡萄球菌是最主要的病原菌来源，医务人员不严格执行无菌操作、技术不熟练、对导管的频繁操作、导管留置期间护理不当等都可增加发生 CRBSI 的风险。

（5）患者的基础疾病：伴有严重的基础疾病及免疫力低下的危重病患者，感染的发生率高。

（6）静脉营养液等药物因素：药物配置过程中多次加药及穿刺均会导致微粒污染，输入全静脉营养及血液制品会增加感染概率。

（7）管理因素：病区的管理不规范或无专业的护理团队，感染容易发生。

（黄梅）

● 中心静脉导管相关血流感染的预防措施有哪些？

参见《重症监护病房医院感染预防与控制规范》（WS/T 509—2016）中8.1 中央导管相关血流感染的预防和控制措施。

（王齐）

● 导管置管后应注意什么？

（1）应用无菌透明专用贴膜或无菌纱布覆盖穿刺点。

（2）应定期更换穿刺点覆盖的敷料。更换间隔时间：无菌纱布为每两天1 次；无菌透明敷料为 1 次/周或 2 次/周，但敷料出现潮湿、松动、污染时应立即更换。

（3）医务人员接触置管穿刺点或更换敷料时，应严格执行手卫生规范。

（4）保持三通管锁闭清洁，注射药物前，用 75％乙醇或含碘消毒剂进行消毒，待干后方可注射药物。如有血迹等污染时应立即更换。

（5）患者洗澡或擦身时，应注意对导管的保护，不能把导管淋湿或浸入水中。

（6）输液管更换不宜过频，但在输入血液及血液制品、脂肪乳剂后24 小时内或停止输液时应及时更换。外周及中心静脉置管后，应当用 0.9％氯化钠注射液或肝素盐水进行常规冲管，预防导管内血栓形成。

（7）严格保证输注液体的无菌。对无菌操作不严的紧急置管，应在48 小时内更换导管，并选择另一穿刺点。

（8）怀疑导管相关血流感染或静脉炎、导管故障时，应考虑拔除导管，但不要为预防感染而定期更换导管。

（9）应每天评估留置导管的必要性，尽早拔除导管。

（黄梅 王齐）

第六节　导尿管相关尿路感染的预防与控制

● 什么是导尿管相关尿路感染？导尿管相关尿路感染的预防措施有哪些？

1. 导尿管相关尿路感染的定义

导尿管相关尿路感染是指患者留置导尿管后，或拔除导尿管 48 小时内发生的泌尿道（尿路）感染。

2. 预防措施

预防过程中应考虑置管前、中、后的感染预防。①当患者治疗必需时才使用导尿管；②严格无菌操作和手卫生；③使用尽可能小的导尿管，并与引流管袋相匹配，从而最大限度减少尿道损伤；④插管后须正确固定留置的导尿管，维持无菌的、持续封闭的引流系统并保持尿液引流通畅，每位患者使用单独收集容器；⑤每日评估导尿管留置的必要性，尽早拔除导尿管。其具体预防与控制措施详见《重症监护病房医院感染预防与控制规范》（WS/T 509—2016）中 8.2 相关内容。

（何丽英）

● 如何正确采集尿标本？

尿标本的采集方法常包括留取清洁中段尿、导尿管采集尿和耻骨上膀胱穿刺采集。应事先做好人员用物准备和向患者做好解释工作。

（1）留取清洁中段尿：由患者独立完成，晨尿最佳。医护人员应向患者说明留取无污染中段尿的意义和具体采集方法。尽可能在未使用抗菌药物前送检。在采集标本前充分清洗或消毒尿道口部位；手持采样杯外侧，避免接触杯口边缘；先排掉少量尿，然后用采样杯采集半杯尿并密闭送检。

（2）导尿管采集尿：禁止直接从集尿袋中采集标本，因存在污染可能。可穿刺导尿管近端侧壁采集尿标本。具体操作如下：①夹闭导尿管不超过30分钟；②消毒待穿刺部位，打开止血钳，弃去少许前段尿；③用备好的注射器逆尿流动方向斜行穿刺导尿管，抽取10～20 ml尿；④将抽取的尿注入无菌尿标本瓶中，做好标记送检。

（3）耻骨上膀胱穿刺：适用于进行厌氧菌培养或儿童及无法使用其他方法时。具体操作如下：消毒脐部至尿道之间区域的皮肤，对穿刺部位进行局部麻醉，在耻骨联合和脐部中线部位用无菌注射器从充盈的膀胱吸取尿并转入无菌螺口杯送检。

（杨洁）

● 不推荐用于预防导尿管相关尿路感染的措施有哪些？

（1）不要轻易打开导尿管与集尿袋的接口，使尿引流系统保持通畅和完整。

（2）不主张使用含消毒剂或抗菌药物的0.9%氯化钠注射液进行膀胱冲洗或灌注来预防泌尿道（尿路）感染。

（3）不对安置导尿管的患者应用抗菌药物预防泌尿道感染。

（4）不主张对长期留置导尿管患者频繁更换导尿管。当导尿管阻塞或不慎脱出，以及留置导尿装置的无菌性和密闭性被破坏时，应立即更换导尿管。

（黄梅）

第十三章　重点科室的医院感染管理

第一节　门/急诊的医院感染管理

● 超声探头如何消毒？

超声探头须做到一人一用一消毒。每班次检查结束后，须对超声探头进行彻底清洁和消毒处理，干燥保存。具体消毒方法参照相关产品说明书。

（1）体外超声探头使用过程中，可直接采用具有耦合功能的消毒凝胶或消毒型医用超声耦合剂进行消毒，用后立即去除耦合剂和其他残留物；或每次用后采用适宜消毒剂或消毒湿巾进行擦拭消毒。

（2）经食管、阴道、直肠等体腔的探头消毒后，使用时采用一次性薄膜套或避孕套保护，一人一用一更换一消毒。

（3）手术中使用的超声探头在手术前进行灭菌处置，使用时探头表面套无菌薄膜。

（刘莉　黄敏）

● 门/急诊清洁、消毒和隔离要求有哪些？

1. 清洁与消毒要求

门/急诊清洁与消毒要求参见《医疗机构环境表面清洁与消毒管理规范》（WS/T 512—2016）中 6.2 表 1 不同等级的风险区域的日常清洁与消毒管理。

2. 隔离要求

（1）参考《医院隔离技术规范》（WS/T 311—2009）中 5.6 门诊的建筑布局与隔离要求和 5.7 急诊科（室）的建筑布局与隔离要求。

（2）经预检为传染病或疑似传染病的患者，及时分诊至感染性疾病科门诊就诊，可能污染的区域应及时消毒。

（黄敏）

● 急诊科医院感染的预防与控制措施有哪些？

（1）科室成立医院感染管理小组，结合急诊科医院感染预防与控制工作特点，制订相应的医院感染管理制度并组织实施。

（2）加强对科室医务人员医院感染预防与控制知识和技能的培训。

（3）急诊室布局流程合理，保证通风良好。急诊区域与普通门诊、儿科门诊分开设置。

（4）认真落实医务人员手卫生规范。每个诊室应配置流动水、非手触式水龙头、洗手液、洗手图示、干手物品等设施，保证速干手消毒剂配置充足且方便取用。

（5）认真执行传染病预检分诊制度。

（6）在实施标准预防的基础上，根据疾病不同的传播途径采取相应的隔离措施。

（7）医务人员要严格执行无菌技术操作原则。重复使用的医疗器械、器具和物品，遵守一人一用一换一灭菌（或消毒）原则，使用后送消毒供应中心集中处置。一次性医疗卫生用品严禁重复使用。

（8）加强日常清洁和消毒工作：患者入院、出院、死亡时应进行终末消毒。床单、被套、枕套等直接接触患者的床上用品，应一人一换，污染时应及时更换。被芯、枕芯、床褥、床垫、床旁隔帘等间接接触患者的床上用品，应定期清洗与消毒，污染时应及时更换。患者生活卫生用品如毛巾、脸盆、痰盂、便器、餐饮用具等，应保持清洁，个人专用，定期消毒。

（9）医疗废物按《医疗废物管理条例》进行分类、收集、存储、交接和转运，标识清楚并有交接记录。

（10）急诊重症监护室严格执行《重症监护病房医院感染预防与控制规范》（WS/T 509—2016）相关规定。

（11）急诊留观患者发生医院感染时，应按要求报告。

（黄敏）

● 急诊科医务人员职业防护的重点是什么？

（1）加强急诊医务人员有关职业危害风险识别和评估等职业防护知识和技能的培训，强化职业防护意识，提高依从性。

（2）医务人员应掌握职业防护基本技能，如防护用品和设施（洗眼器、口罩）的正确使用方法、发生职业暴露的应急处置及报告等。

（3）在标准预防的基础上，应根据疾病的传播途径（接触传播、飞沫传播、空气传播），采取相应的预防措施。

（4）乙肝病毒表面抗体阴性者，上岗前宜注射乙肝疫苗。

（5）应配备足量标准的个人防护用品，如医用口罩、帽子、手套、护目镜、防护面罩、隔离衣等。

（6）认真执行《医务人员手卫生规范》，配置适量的洗手设施及速干手消毒剂。

（7）将利器盒放在视线水平且在手臂所能及的范围内，正确、及时处理锐器。做好医疗废物的分类收集。

（8）提倡使用无针系统进行静脉注射，以及其他有安全保护装置的锐器进行操作。

（赵鸿鹰）

● 如何监测急诊科医院感染？

（1）定期开展手卫生依从性的监测，至少每季度一次。

（2）应按照《医疗机构消毒技术规范》（WS/T 367—2012）、《医院空气净化管理规范》（WS/T 368—2012）和《医疗机构环境表面清洁与消毒管理规范》（WS/T 512—2016）等标准规范开展环境卫生学监测。

（3）发现医院感染病例，或工作人员工作期间出现感染症状，应按照所在医院报告制度规定进行报告。

（赵鸿鹰）

第二节　手术室的医院感染管理

● 怎样收集与处理手术间产生的废液？

手术废液（液体性废物）：通常是指手术过程中产生的血液、体液和冲洗液等。目前我国没有关于手术室废液处理的具体规定，建议做如下处理：

（1）收集：胸、腹腔等手术常规使用负压吸引器抽吸手术过程中产生的各种液体。对于大面积创伤或多处创伤患者的清创废液收集，可用防水的清洁材料包裹手术床，并沿床沿围成引流槽引流至专门接受废液的桶内。

（2）处理：具有污水消毒设施且排放达标的医院，收集的液体可直接排入污水处理系统统一进行处理；可重复使用的引流瓶或桶，按照相关要求进行清洁消毒处理。无污水消毒设施或排放不达标的医院，收集的液体应按照有关规定消毒后排放。一次性使用的液体收集袋，用后立即封闭，按感染性废物处理或采用有凝固液体的引流袋，将引流液固化后按照医疗废物处置。

（宋国英　刘莉）

● 急诊手术植入物的生物监测是术后才知晓结果，手术室需要记录所用的化学 PCD 监测结果吗？

需要。植入物是指放置于外科操作造成的或生理存在的体腔中，留存时间为 30 天或以上的可植入性医疗器械。植入物需要手术医院进行清洗消毒与灭菌处理，灭菌时每批次应进行生物监测，生物监测结果合格后，方可发放。紧急情况下（急诊手术）灭菌植入物时，应采用含第 5 类化学指示物的化学 PCD（Process Challenge device，灭菌过程验证装置）进行监测，如化学指示物合格的，消毒供应中心可提前放行，待生物监测的结果出来后应及时通知手术室。消毒供应中心对提前放行的植入物必须做好监测记录和存档，手术室应同时做好记录，以便进行灭菌质量追溯，保证患者安全。

（郑熙琳　刘仕莲）

● **手术室的铅衣如何处理**？

手术室的铅衣在每次使用后应及时清洁，遇血液、体液等污染时应先去污染，然后用含有效氯 2000 mg/L 消毒剂进行擦拭消毒，清洁消毒处理后放固定位置悬挂存放。

（刘仕莲）

第三节　重症监护病房的医院感染管理

● **重症监护病房医院感染管理的要求有哪些**？

重症监护病房（ICU）医院感染管理要求详见《重症监护病房医院感染预防与控制规范》（WS/T 509—2016）中 4 医院感染预防与控制的基本要求。

（黄梅）

● **重症监护病房的建筑布局有何要求**？

重症监护病房的建筑布局要求详见《重症监护病房医院感染预防与控制规范》（WS/T 509—2016）中 5 建筑布局、必要设施及管理要求。

（黄梅）

● **重症监护病房的三区如何划分**？

（1）污染区：病室、污洗间、污物通道。

（2）潜在污染区：医生办公室、医患沟通室、护士站、更衣室、走廊、工作人员卫生间。

（3）清洁区：值班室、休息室、会议室、治疗准备室、一般物品存放间。

（黄梅）

● **重症监护病房的环境消毒有何要求？**

重症监护病房的环境消毒详见《重症监护病房医院感染预防与控制规范》（WS/T 509—2016）中 11.1 物体表面清洁消毒方法。

（黄梅）

● **重症监护病房的隔离患者如何管理？**

按照《医院隔离技术规范》（WS/T 311—2009）要求对重症监护病房的隔离患者应采取管理感染源、切断传播途径和保护易感人群等管理措施。

（1）应将感染、疑似感染与非感染患者分区安置，严格执行探视制度。

（2）在标准预防的基础上根据疾病的传播途径（接触传播、飞沫传播、空气传播），采取相应的隔离与预防措施。

（3）多重耐药菌感染或定植患者，宜单间隔离；如隔离房间不足，可将同类耐药菌感染或定植患者集中安置，并设醒目的标识。

（刘琳琳）

● **如何对重症监护病房常见医疗器械、器具进行清洁和消毒？**

重症监护病房常见医疗器械、器具的清洁和消毒方法详见《重症监护病房医院感染预防与控制规范》（WS/T 509—2016）中 11.1 物体表面清洁消毒方法相关内容。

（刘琳琳）

● **重症监护病房人员如何管理？**

重症监护病房人员的管理详见《重症监护病房医院感染预防与控制规范》（WS/T 509—2016）中 6 人员管理。

（刘琳琳）

● 如何开展重症监护病房医院感染监测？

重症监护病房的医院感染监测详见《重症监护病房医院感染预防与控制规范》（WS/T 509—2016）中 7 医院感染的监测。

（刘琳琳）

第四节　消毒供应中心的医院感染管理

● 对于复用医疗器械委托外包的医疗机构，消毒供应管理有哪些要求？

（1）定期审核被委托单位的相关资质，保存外包相关协议和文件。具体包括医疗机构执业许可证（针对被委托医院）、工商营业执照（针对被委托的社会化消毒服务机构）、是否符合环保部门相关规定等。

（2）进行安全风险评估。对被委托单位消毒供应中心（Central Sterile Supply Department，CSSD）的分区布局、设施设备、管理制度（含突发事件应急预案）、操作流程（包括回收、运输、清洗、消毒、灭菌等）进行安全风险评估，并签订协议，明确双方职责。

（3）加强内部管理。设置消毒供应暂存点，包括污染器械收集暂存间及灭菌物品交接发放间，两房间互不交叉，相互独立。使用符合要求的运输工具，建立诊疗器械、器具、物品交接与质量检查及验收制度，并设专人负责。

（4）定期评价及反馈。定期对被委托单位清洗、消毒、灭菌工作进行质量评价，及时向被委托单位反馈质量验收、评价及使用中发现的问题，并要求落实改进措施。

（5）医疗器械在复用前还应注意以下事项：

1）抽查灭菌包感官质量，检查指示卡是否达标，包内器械、包布的清洗质量，器械是否有污渍、水渍，管腔器械内是否清洁，包布是否有破损、毛边，是否有水渍或潮湿现象，并检查陈旧有缺陷的手术器械是否及时更新。

2）检查灭菌后包装的松紧度及闭合完好性。

3）检查包外标签信息，指示剂颜色，包外有无污染，有无湿包、过期包。

4）使用过程中检查包内化学指示卡变色情况、清洁质量、器械功能状况。

（6）对装载、运输、存放等环节进行监管：如容器是否严格密封和专用，清洁、污染容器是否区分，装载运输的车辆是否专用、定期清洁，清洁与污染物品是否混装等。

其他设施设备、耗材等要求详见《医院消毒供应中心第1部分：管理规范》（WS 310.1—2016）相关内容。

（刘竹 苏小兰）

● 消毒供应中心可以设置在地下室吗？

消毒供应中心（CSSD）是全院污染物品和无菌物品高度集中的场所，为保障工作环境卫生和复用处置物品的质量，对消毒供应中心建筑要求较高。要求消毒供应中心内部通风、采光良好，各工作区域的温度、相对湿度、通风及照明应符合《医院消毒供应中心第1部分：管理规范》（WS3 10.1—2016）规定。如果建在地下室，通风及光照不好、湿度大、蒸汽热量难以扩散，需要通过增加相关设施设备达到机械通风、温度、湿度及照度控制要求，投入及运行成本及能耗较大；当相关设施设备发生故障或维护不善时，会对消毒供应中心环境条件造成明显影响，从而影响消毒供应质量。另外，产生的污水需要依赖泵提升到污水处理站，增加能耗，而且遇到暴雨，容易发生内涝或污水倒灌，带来消毒器具被污染的风险。因此，CSSD不宜建在地下室或半地下室。

（刘竹）

● 普通棉布作为包装材料，应遵循的质量标准是什么？

消毒供应中心灭菌物品的包装材料应遵循《最终灭菌医疗器械包装材料》（GB/T 19633—2015）相关规定。在该标准中，没有提及普通棉布的质量要求。棉布作为基层医疗机构较为广泛使用的一种包装材料，应遵循《医院消毒供应中心第 1 部分：管理规范》（WS 310.1—2016）和《医院消毒供应中心第 2 部分：清洗消毒及灭菌技术操作规范》（WS 310.2—2016）的消毒灭菌规定：①应为非漂白织物，四边不应有缝线，不用缝补；②初次使用前应高温洗涤，脱脂去浆；③一用一清洗，无污渍，透光检查无破损、无漏洞。

（刘竹）

● 敷料和器械可以打在一个灭菌包里吗？为什么？

敷料和器械不可以打在一个灭菌包里，尤其是手术包，应严格将敷料和器械分开包装。因为如果敷料和器械放一起灭菌，敷料脱落纤维会粘染在器械表面，并随器械操作而进入人体内，造成微粒污染。

（李晓红）

● 不具备自测条件的医疗机构怎样对压力蒸汽灭菌器的温度、压力进行监测？

根据《医院消毒供应中心第 3 部分：清洗消毒及灭菌效果监测》（WS 310.3—2016）要求，应每年定期对压力蒸汽灭菌器的灭菌程序的温度、压力和时间进行检测。建议外请质监局（或有资质的第三方）进行特种设备检测。检测报告存放于医院设备科，并备份于消毒供应中心备查，同时将强检标识贴于压力表及安全阀上。

（李晓红）

● 牙科手机、拔牙钳等灭菌包内需要放置化学指示物吗？

需要。因为牙科手机、拔牙钳等属于高度危险物品。根据《医院消毒供应中心 第 3 部分：清洗消毒及灭菌效果监测》（WS 310.3—2016）和《口腔器械消毒灭菌技术操作规范》（WS 506—2016）要求，高度危险性物品包内应放置化学指示物，并置于最难灭菌部位。

（李晓红）

● **小型压力蒸汽灭菌器需要做 B‑D 监测吗**？

小型压力蒸汽灭菌器一般不必做 B‑D 监测（Bowie-Dicktest，布维－狄克试验）。如进行 B‑D 试验可按下列方法进行：在空载条件下，将 B‑D 测试纸放于灭菌器内前底层靠近柜门与排气口，柜内除测试物外无任何物品，经过 B‑D 测试循环后，取出 B‑D 测试纸观察颜色变化。

（李晓红）

● **压力蒸汽灭菌器的灭菌周期有哪几类？各类周期的适用范围是什么**？

(1) 压力蒸汽灭菌器的灭菌周期分为 B 类灭菌周期、N 类灭菌周期、S 类灭菌周期三类。

(2) B 类灭菌周期可灭菌带包装的实体器械、管腔器械以及敷料类物品；N 类灭菌周期只能灭菌不带包装的实体器械；S 类灭菌周期用于灭菌厂家特殊规定的物品，包括带包装的实体器械、部分管腔器械及部分敷料类物品。

（李晓红）

● **消毒供应中心消毒和压力蒸汽灭菌质量的监测内容有哪些**？

消毒供应中心消毒和压力蒸汽灭菌质量的监测内容参见《医院消毒供应中心 第 3 部分：清洗消毒及灭菌效果监测》（WS 310.3—2016）中的 4.3 消毒质量的监测和 4.4.2 压力蒸汽灭菌的监测。

（卢杰）

● **什么是快速压力蒸汽灭菌？能否用于物品的常规灭菌程序**？

1. 快速压力蒸汽灭菌的定义

快速压力蒸汽灭菌是指专门用于处理立即使用的应急物品的压力蒸汽灭菌过程。

2. 不能用于物品常规灭菌程序的原因

因为快速压力蒸汽灭菌只在紧急情况下使用，适用于少量、无任何包装的裸露物品的灭菌，一般用卡式盒或专用灭菌容器盛放，不包括干燥程序。灭菌后物品须在 4 小时内使用，不能储存，无有效期，所以不应作为物品的常规灭菌程序。

（卢杰）

● 如何对清洗消毒器开展清洗效果的定期监测？

清洗消毒器的清洗效果监测参见《医院消毒供应中心 第 3 部分：清洗消毒及灭菌效果监测》（WS 310.3—2016）中的 4.2 清洗质量的监测要求。

（卢杰）

● 如何按照灭菌物品种类选择代表性的 PCD 开展灭菌效果监测？

PCD 即灭菌过程验证装置（Process Challenge Device），是对灭菌过程有特定验证效果的装置，用于评价灭菌过程的有效性。PCD 的类型包括穿透挑战型、管腔挑战型和两者同时兼有的复合型 PCD。选择 PCD 的基本原则是应选择与实际灭菌物品性能相近材料，并能体现其最大灭菌难度的负载，其测试的结果具有代表性。

按照灭菌物品种类使用 PCD 开展灭菌效果监测：

（1）紧急情况灭菌植入物时，使用含第 5 类化学指示物的生物 PCD 进行监测，化学指示物合格可提前放行，生物监测的结果应及时通报使用部门。

（2）采用新的包装材料和方法进行灭菌时应进行生物 PCD 监测。

（3）小型压力蒸汽灭菌器一般没有标准生物监测包，应选择灭菌器常用的、有代表性的灭菌物品制作生物测试包或生物 PCD。生物测试包或生物 PCD 应侧放或平放（体积大）于灭菌器最难灭菌的部位，且灭菌器应处于满载状态。

（4）灭菌管腔器械时，可使用管腔生物 PCD 进行监测，应将管腔生物 PCD 放置于灭菌器内最难灭菌的部位（按产品说明书要求）。

（5）过氧化氢低温等离子灭菌、低温蒸汽甲醛和环氧乙烷灭菌等低温灭菌情况，可采用管腔 PCD，且生物监测和化学监测都适用。

（6）压力蒸汽灭菌中，可使用敷料 PCD，它可以模拟敷料和手术器械，对生物监测和化学监测都适用，对漏气和蒸汽质量（不可冷凝气体）引起的灭菌失败有较好的监测性能。

（卢杰）

第五节　血液透析中心（室）的医院感染管理

● 怎样监测血液透析相关医院感染？

血液透析中心（室）医院感染监测对象包括医务人员、血液透析患者和诊疗环境。医务人员监测主要是职业暴露及手卫生依从性的监测；血液透析患者监测主要是与透析相关事件的监测，如血源性疾病、导管相关血流感染、水源性感染、热原反应等的监测；诊疗环境监测主要是透析相关用水、空气、物体表面等的监测。医院具体开展哪些监测项目应根据医院风险评估结果，选择医院最需要监测和干预的项目，并制订监测方案、监测表格，做好监测结果的分析反馈。部分监测项目参见表 13-1。

（刘仕莲）

● 血液透析后的一次性透析器、穿刺针如何处置？

按国家《医疗废物分类目录》要求，血液透析后的一次性透析器、穿刺针分别属于医疗废物中的感染性废物和损伤性废物，均应按照医疗废物处置管理相关规定进行处置。

（黄家遂）

表 13－1 血液透析监测表格

医院名称： 监测时间：＿＿＿年＿＿月＿＿日

血管通路类型	监测例次	血液透析事件类型													
		全身使用抗菌药物		血培养阳性		血管通路部位出现化脓、发红或肿胀加剧		血流感染		血管穿刺部位感染		血管通路相关血流感染		血管通路感染	
		例次	率	例次	率	例次	率	例次	率	例次	率	例次	率	例次	率
内瘘															
人工血管															
隧道式中心静脉置管															
非隧道式中心静脉置管															
其他															
合计															

（刘仕莲）

● 如何预防血液透析室水源性感染的发生？

（1）对水处理系统和血液透析设备进行恰当的消毒（定期采用热力消毒或化学消毒）以阻止细菌生长。

（2）合理设计血液透析管路和管道：①管道的长度和直径应与实际工作需要的流量相适宜，如超过实际工作需要流量，应减缓液体流速，增加系统中的液体容积与潮湿表面积；②所有水龙头安装在同一水平且处于系统的最高点，避免消毒剂因重力原因从管道流失；③取消直角连接、管道死角和不使用分支水龙头，减少滞留液体并保持 0.9～1.5 m/s 的流速；④所有排水管应悬空于下水管道 2～3 cm，避免下水道细菌回流污染。

（3）透析系统不使用储水箱，超滤器应远离储水箱。

（4）每日应先打开所有医疗用水龙头约 5 分钟，排尽管路内的死水，然后再开始诊疗活动。

（5）建立严格的透析液和透析用水质量监测制度。

（6）避免不恰当的消毒措施导致透析机交叉污染。

（李晓红）

第六节 内镜诊疗中心（室）的医院感染管理

● 内镜包括哪些种类？

内镜又称内窥镜，是一种可插入人体体腔和/或器官内腔进行直接观察、诊断、治疗的医用电子光学仪器，包括胃镜、肠镜、气管镜、腹腔镜、关节镜、膀胱镜、宫腔镜、脑室镜等。

医用内镜有许多不同的种类，其分类方法各有不同。按其发展及成像构造大体可分为硬管式内镜、光学纤维（软管式）内镜和电子内镜（如胶囊内镜）三大类。根据内镜的镜身能否改变方向进行分类，可分为硬质镜和弹性软镜两种。按内镜所到达的部位不同进行分类，可分为神经镜、尿道膀胱镜、电切镜、腹腔镜、关节镜、鼻窦镜、喉镜等。

（卢杰）

● 内镜室工作人员必须掌握哪些医院感染基本知识？

内镜诊疗中心（室）的工作人员应接受与其岗位职责相应的医院感染知识培训和教育，详见《软式内镜清洗消毒技术规范》（WS 507—2016）相关要求。

（卢杰）

● **内镜清洗、消毒室应配备哪些必要的设施设备**？

内镜清洗、消毒室应配备的设施设备参见《软式内镜清洗消毒技术规范》（WS 507—2016）相关内容。

（卢杰）

● **内镜漂洗用水的要求是什么**？

消毒后的内镜应采用纯化水或无菌水进行终末漂洗，采用浸泡灭菌的内镜应采用无菌水进行终末漂洗。纯化水应符合《生活饮用水卫生标准》（GB 5749—2006）的要求：应保证细菌总数小于或等于 10 CFU/100 ml，生产纯化水所使用的滤膜孔径应小于或等于 0.2 μm，并定期更换。无菌水为经过灭菌工艺处理的水，必要时需进行生物学检测。

（张敏）

● **内镜常用消毒方法、清洗方式是什么？常用消毒（灭菌）剂种类、作用和管理要求是什么**？

1. 内镜常用消毒方法
(1) 热力消毒和化学消毒。
(2) 人工浸泡消毒和内镜清洗消毒机消毒。

2. 内镜常用清洗方式
内镜常用清洗方式为手工清洗和消毒机清洗，但使用内镜清洗消毒机前应遵循《软式内镜清洗消毒技术规范》（WS 507—2016）相关规定，对内镜先进行预处理、侧漏、清洗和漂洗处理。

3. 常用消毒（灭菌）剂种类、作用
常用消毒（灭菌）剂种类、作用详见《软式内镜清洗消毒技术规范》（WS 507—2016）附录 B 部分消毒（灭菌）剂使用方法。

4. 常用消毒（灭菌）剂管理要求
(1) 消毒剂应满足以下要求：

1）适用于内镜且符合国家相关规定，并对内镜腐蚀性较低。

2）可选用邻苯二甲醛、戊二醛、过氧乙酸、酸性氧化电位水、含氯消毒剂，也可选用其他消毒剂。

3）部分消毒剂使用方法见《软式内镜清洗消毒技术规范》（WS 507—2016）相关内容。

4）酸性氧化电位水应符合 GB 28234 的规定。

（2）灭菌剂应满足以下要求：

1）适用于内镜且符合国家相关规定，并对内镜腐蚀性较低。

2）可选用戊二醛、过氧乙酸，也可选用其他灭菌剂。

3）部分灭菌剂的使用方法见《软式内镜清洗消毒技术规范》（WS 507—2016）相关内容。

（张敏）

● 国家对内镜消毒效果的监测有哪些规定？

（1）国家卫生计生委 2016 年颁布的《软式内镜清洗消毒技术规范》（WS 507—2016）中规定，软式内镜消毒质量监测要求如下：

1）消毒内镜应每季度进行微生物学监测。监测采用轮换抽检的方式，每次按 25% 的比例抽检。内镜数量少于或等于 5 条的，应每次全部监测；多于 5 条的，每次监测数量应不低于 5 条。

2）监测方法遵循《医院消毒卫生标准》（GB 15982—2012）规定的消毒合格标准：菌落总数小于或等于 20 CFU/件。

3）当怀疑医院感染与内镜诊疗操作相关时，应进行致病微生物检测。

（2）国家《内镜清洗消毒技术操作规范》（2004 年版）仍然适用于硬式内镜，其消毒灭菌效果要求如下：

1）消毒后的内镜应当每季度进行微生物学监测并做好监测记录，合格标准为细菌总数小于或等于 20 CFU/件，不能检出致病菌。

2）灭菌后的内镜应当每月进行微生物学监测并做好监测记录，合格标准为无菌检出。

（向钱）

● 软式内镜质量控制过程的记录与追溯要求是什么？

软式内镜质量控制过程的记录与追溯要求参见《软式内镜清洗消毒技术规范》（WS 507—2016）中 7.6 相关内容。所有记录结果以及患者诊疗时对应的诊疗日期、患者标识和内镜编号共同组成完整的可追溯信息，便于回顾追溯某位患者某次就诊时使用的内镜清洗消毒质量是否合格。有条件的医疗机构可以采用信息系统记录以上相关信息，尤其是清洁消毒过程的相关参数，可实现更为便捷的追溯。

（向钱）

第七节　口腔科的医院感染管理

● 口腔诊疗单元的布局要求？

口腔诊疗单元的布局应满足功能需求，分区明确，简洁实用，便于清洁。诊疗区（诊室、放射室等）、候诊区、动力设备区（如压缩空气设备区）及器械处理区应独立分区；医疗废物暂存区、工作人员办公区、生活区、技工室等应相对独立。根据原卫生部 1995 年的"医院建设标准"要求，每个口腔治疗单元的面积不小于 6 m^2。基于"四手操作"，建议以 3 m×3 m 为宜。相邻牙科椅间需有实际的物理隔断，其高度不低于 1.4 m 或相邻牙科椅的中线距离不少于 2 m，离墙不少于 0.4 m。每两台牙科椅至少配备一套完善的手卫生设施。

（黄家遂）

● 不同口腔诊疗器械的消毒灭菌处理原则是什么？

根据《口腔器械消毒灭菌技术操作规范》（WS 506—2016）的要求，口腔器械消毒灭菌处理的基本原则是：①口腔器械必须做到一人一用一消毒和/或灭菌；②高度危险口腔器械应达到灭菌水平；③中度危险口腔器械应达到灭菌水平或高水平消毒；④低度危险口腔器械应达到中或低水平消毒。高、中、低度的危险口腔器械具体分类参见《口腔器械消毒灭菌技术操作规范》（WS 506—2016）附录 B 相关内容。

（黄家遂）

● 口腔模型的消毒方法有哪些？

口腔模型主要包括印模模型和石膏模型两类。虽然不同的印模材料其性质有所区别，但是由这些材料制成的印模模型，不建议采用浸泡的方法进行消毒处理，因为浸泡后的印模形状、尺寸均有可能发生改变，最终可能影响修复体的精度而导致修复治疗失败。印模应先用自来水冲洗，去掉黏附于其上的血液、唾液等可见污染物，尽快将印模翻制成石膏模型。废弃的印模模型视为感染性废物处理。关于石膏模型的消毒，可用模型消毒剂喷洒或将模型置于医用臭氧消毒机内进行消毒。为避免其对诊疗环境的污染，建议在一个专用区域操作。

（黄家遂　刘治清）

● 口腔诊疗器械需要进行椅旁处理吗？

口腔诊疗器械使用后，需进行椅旁处理。因为椅旁处理可及时去除黏附在器械上的有机物、口腔材料、药物等，并使污染器械处于湿润状态，有利于提高清洗质量。

（黄家遂）

● 现代口腔诊疗为什么推荐"四手操作"？

口腔四手操作是指在口腔治疗全过程中，医生、护士采取舒适的坐位，患者处于放松的仰卧位，医生专注于诊疗操作，护士平稳而迅速地传递所用器械和材料并及时吸唾，医护两人四手共同完成各种诊疗操作。"四手操作"不仅提高了工作效率和医疗质量，还能够使各种医院感染预防与控制措施落实到位，同时也大大降低医护人员发生锐器伤的概率。

（黄家遂）

● 使用了防回吸牙科手机，牙科水路是否仍产生污染？怎样预防？

口腔临床虽然使用了防回吸的牙科手机，但是在牙科手机使用结束和停止转动的那一瞬间仍会产生负压，依然能导致口腔综合治疗台水路的回吸污染。预防口腔综合治疗台的水路污染措施主要包括：①规范诊疗操作，在每日诊疗工作开始前、结束后，用有效氯含量 500 mg/L 的含氯消毒剂冲洗水路至少 3 分钟，最好让含氯消毒剂在管路内保持 30 分钟，能够减少管路内部生物膜的形成，再用自来水冲洗 2～3 分钟，避免消毒剂对管路的损伤；②在为每名患者治疗前、后，空踩脚闸至少 30 秒；③选择酸化水、弱酸性水等作为口腔行业治疗用水，这些水可以一定程度地去除或减少口腔综合治疗台水路内壁生物膜的形成，使口腔综合治疗台水路的出水质量达到我国的《生活饮用水卫生标准》（GB 5749—2006）；④定期检修设备，保证防回吸装置处于有效工作状态。

（黄家遴　刘治清）

● 国家对口腔治疗用水有何要求？如何监测？

口腔治疗用水的卫生学要求，目前国家层面尚未出台具体的标准。全球范围内，大多数国家主要参考本国疾病预防控制部门的意见，将饮用水标准作为口腔行业治疗用水的参考标准。需要特别强调的是，牙种植、外科拔牙、牙周手术的治疗用水应该使用无菌水。

对于口腔行业治疗用水的监测，可以参照国家卫生计生委颁布的《医疗机构消毒技术规范》（WS/T 367—2012）相关要求，同时以我国的《生活饮用水卫生标准》（GB 5749—2006）作为水质要求的判断标准。

（黄家遴　刘治清）

● 口腔科种植牙治疗室的空气标准是什么？

根据《医院消毒卫生标准》（GB 15982—2012），牙科种植治疗室属于Ⅲ类环境，其空气的卫生学标准是小于或等于 4.0（5 min）CFU/皿。

（黄家遂）

● 填充的牙胶尖需要消毒吗？如何消毒？冲洗根管的生理盐水多长时间更换？

根据《口腔器械消毒灭菌技术操作规范》（WS 506—2016）的规定，牙胶尖属于中度危险品，必须达到高水平消毒或灭菌后方可使用。由于牙胶尖不耐高温，建议最好采取低温灭菌的方式进行处理。如果没有低温灭菌设备时，也可用高效化学消毒剂，按照产品说明书正确消毒，但使用时必须先用无菌水冲洗去掉残留的消毒剂。冲洗根管的生理盐水（即 0.9% 氯化钠注射液），每 4 小时更换，遇污染及时更换。

（黄家遂）

● 口腔科医院感染的风险点有哪些？

口腔科医院感染的主要风险点有消毒灭菌、规范诊疗操作、标准预防与职业防护、手卫生、环境清洁卫生（特别是口腔综合治疗台的诊间消毒）、医疗废物管理等。

（黄家遂　刘治清）

● 牙科手机灭菌后是否均需无菌保存？

种植牙和拔牙用的牙科手机是高度危险的口腔器械，按照《口腔器械消毒灭菌技术操作规范》（WS 506—2016）要求处理，灭菌后必须无菌保存。其他牙科手机属于中度危险口腔器械，可以采用灭菌后清洁保存，也可以高水平消毒后清洁保存。

（卢杰）

第八节 产房、母婴同室、新生儿病室的医院感染管理

● **如何对携带乙肝病毒产妇分娩的新生儿进行乙肝病毒防护**?

(1) 严格执行消毒隔离措施。

(2) 防止产伤、新生儿损伤。

(3) 防止新生儿羊水吸入。

(4) 出生后 24 小时内（最好在 12 小时内）注射乙肝免疫球蛋白和乙肝疫苗。

（张静）

● **进入产房的人员和用品有何要求**?

凡进入产房的人员均应更换产房专用衣、帽、一次性医用外科口罩、工作鞋，严格执行无菌技术操作。接触产妇的所有诊疗用品应"一人一用一消毒或者灭菌"，产床上所有用物均应"一人一用一换"。

（张静）

● **产房产生的胎盘、死胎、死婴如何处理**?

产妇分娩后胎盘归产妇所有，产妇放弃或捐献胎盘的，可由医疗机构负责处置。任何单位和个人不得买卖胎盘。如果胎盘可能造成传染病传播的，医疗机构应告知产妇，按照《传染病防治法》《医疗废物管理条例》的有关规定进行处置。但在实际管理中，为了规避风险，减少胎盘不必要的流失，很多医疗机构都采取了冷冻保存、送殡仪馆集中焚烧的处置方式。无论采取何种处置方式，均需做好知情同意签署和去向登记。胎盘处置具体流程参见图 13-1。

对死胎、死婴的处理：根据国家卫生计生委《医疗机构新生儿安全管理制度（试行）》（国卫办医发〔2014〕21 号）的规定，医疗机构必须将胎儿遗体、婴儿遗体纳入遗体管理，按照《传染病防治法》《殡葬管理条例》等

要求进行妥善处理。严禁将死胎、死婴按照医疗废物实施处置或由产妇或其他监护人自行处理。

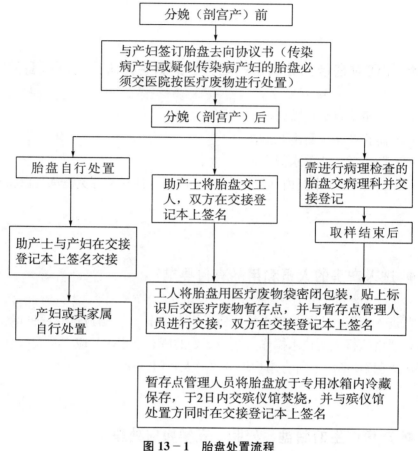

图 13 - 1　胎盘处置流程

（张静）

● 怎样处理梅毒患者人工流产后的被服？

被人工流产的梅毒患者污染的被服属于感染性织物，处理方法如下：

（1）分类收集：盛装感染性织物的收集袋（箱）宜为橘红色，贴"感染性织物"标识；有条件的医院可使用专用水溶性包装袋。

（2）运送：运送工具应一用一清洗消毒。

（3）洗涤与消毒的原则和方法：不宜手工洗涤，宜采用专机洗涤、消毒，首选热洗涤方法；如果采用水溶性包装袋盛装感染性织物的，应在密闭状态下直接投入洗涤设备内进行洗涤。

（张静）

● 产房医院感染管理检查内容包括哪些？

产房医院感染管理检查内容包括组织管理制度落实情况，布局、人员、物品环境管理，消毒隔离管理，环境卫生学监测，等等。

（张静）

● 怎样预防母婴同室病区新生儿医院感染的发生？

母婴同室病区新生儿医院感染以呼吸道、皮肤、黏膜和胃肠为主，主要采取综合性的预防措施有：

（1）加强对母婴同室病区的管理，严格执行探视制度。

（2）严格落实消毒隔离措施，婴儿沐浴室每天沐浴结束后进行彻底的清洁消毒。加强新生儿眼部、皮肤、脐部及口腔的护理。

（3）严格执行各项无菌操作，新生儿所用物品按《新生儿病室建设与管理指南》要求，进行消毒或灭菌。

（4）提高产妇及其家属的手卫生认识，指导其每次喂奶前均应洗手，避免新生儿消化道及皮肤感染。

（刘莉）

● 如何做好母婴同室病区医院感染预防与控制工作的监管？

1. 环节监控

监控人员环境管理、消毒隔离、抗菌药物合理使用、无菌操作、手卫生等涉及医院感染管理的重要环节。

2. 目标性监测

将剖宫产手术患者、新生儿重点人群纳入目标性监测，发现目标人群的易感因素，提出预防感染的措施，评价预防感染的效果。

3. 管理措施

(1) 建立健全各项医院感染管理规章制度并确保落实。

(2) 加强对医务人员的医院感染知识培训及医院感染管理文化建设。

(3) 加强感染源的管理。

(4) 严格执行探视及陪护制度。

(5) 采取灵活多样的宣教方式加强对患者及其家属的健康教育。

（刘莉）

● 一般病区治疗准备室及治疗室内应放置哪些物品？

根据《医疗机构内通用医疗服务场所的命名》（WS/T 527—2016）的要求，治疗准备室内应放置操作台、物（药）品柜、冰箱、治疗车、抢救车、锐（利）器盒、医疗废物桶、非医疗废物桶、手卫生设施；如果需配制化疗药物，应配置生物安全柜；与室外无直接通风条件的房间应配置空气消毒设备。治疗室内应放置操作台、治疗床、物品柜、治疗车、锐器盒、医疗废物桶、非医疗废物桶、手卫生设施，与室外无直接通风条件的房间应配置空气消毒设备。

（刘莉）

● 收治患传染病的孕产妇的母婴同室病区如何进行隔离和消毒？

1. 收治患传染病的孕产妇的母婴同室病区应采取的隔离方法

(1) 对空气和飞沫传播疾病患者，无条件机构须将患者转院治疗；对接触传播疾病患者，应进行单间隔离或同种类集中隔离。

(2) 尽量使用一次性用品，严格遵守隔离技术操作规程，加强手卫生，向患者及其家属做好卫生宣教。

2. 收治患传染病的孕产妇的母婴同室病区应采取的消毒方法

(1) 器械、布类及环境等的消毒：

1) 用后器械和其他可回收物品放入污染器械回收箱内，做好保湿处理及标识，密闭运至消毒供应中心集中处理；可回收的污染布类应装入橘红色袋中密封，做好标识，统一交洗衣房集中处理。

2）物体表面、墙面及地面可用含有效氯 400～700 mg/L 的含氯消毒剂进行消毒，消毒作用时间大于 30 分钟，每日 2 次；遇血液、体液明显污染时，先用吸湿材料去除可见污染物，再进行清洁和消毒。

3）室内空气按照《医院空气净化管理规范》（WS/T 368—2012）要求进行净化或消毒，患者出院后的床单位应做彻底的终末消毒处理。

（2）污染物及废弃物的处理：不重复使用的污染物及废弃物应使用医疗废物袋双层包装，工作人员处理、运输废弃物时必须戴厚质橡胶手套；处理液体废弃物须戴防护眼镜；清理后的垃圾桶、重复使用的橡胶手套均应及时清洁消毒。

（刘莉）

● 母婴同室病区新生儿沐浴的医院感染预防与控制措施有哪些？

1. 沐浴间基本设施要求

（1）墙壁、天花板、地面无裂隙，表面光滑，有良好的排水系统。

（2）沐浴区与储存区应分区明确，同时储存柜保持清洁干燥。

（3）尽量安置空调等保温设施，配备必要的沐浴用品。

2. 工作人员管理

（1）患有皮肤化脓感染及其他传染病的工作人员，不直接接触新生儿。

（2）指甲不超过指尖，不佩戴首饰、手表等物品。

（3）严格执行手卫生。

3. 环境管理

（1）布局合理、各区域划分明确。

（2）每日定时开窗通风换气及空气消毒，按照《医疗机构环境表面清洁与消毒管理规范》（WS/T 512—2016）的要求对环境、物体表面进行清洁和消毒。

4. 消毒隔离

（1）严格执行消毒隔离制度及操作规范。

（2）非感染新生儿与感染新生儿应分开沐浴。

（3）治疗、护理用品应一人一用一更换，一次性物品不得重复使用。

（4）无菌用品灭菌合格率应达到100%，消毒物品应达到相关规范要求。

（刘莉）

● 母婴同室病区多重耐药菌感染后如何清洁消毒？

母婴同室病区患者感染多重耐药菌后应及时进行隔离，做到住院期间随时消毒和出院后或转院时及时终末消毒。具体的清洁消毒方法参见第九章相关内容。

（刘莉）

● 母婴同室病区物体表面需要每天常规消毒吗？

因母婴同室病区属于三类环境、中度风险区域，环境清洁等级分类为卫生级，日常清洁与消毒应采取湿式卫生，可采用清洁剂辅助清洁，每日2次，不需每天常规消毒。

（刘莉）

● 奶具洗涤间和配奶间可以设在同一区域吗？

奶具洗涤间和配奶间不能设在同一区域，应独立设置。配奶间设在清洁区域，奶具洗涤间设在处置区，面积功能应符合临床需求，洗手设施齐全，二者之间可以通过传递窗进行连接。

（李静）

● 奶具可以自然晾干吗？奶具送消毒供应中心灭菌，应怎样包装才符合要求？

奶具可以自然晾干，但不易达到要求，建议使用自动干燥设备处理。如奶具送消毒供应中心灭菌，包装应符合《医院消毒供应中心第2部分：清洗消毒及灭菌技术操作规范》（WS 310.2—2016）的相关要求。

（李静）

● **怎样监测奶具的清洗消毒质量**？

对奶具的清洗消毒质量监测国家虽无规范要求，但为了保证清洗消毒质量，医院应参照《医院消毒供应中心　第3部分：清洗消毒及灭菌效果监测》（WS 310.3—2016）的要求开展监测。监测方法可分为日常监测和定期抽查。日常监测通常采用目测法：奶瓶透明、无裂痕、无奶渍、无水垢、无水分残留，奶嘴及奶嘴座无奶渍、无水垢、无水分残留。定期抽查方法和内容与日常监测一致，抽查频率可根据医院的风险评估决定，抽查结果应记录并保存。

（李静）

● **如何对新生儿病室医务人员进行管理**？

（1）入室管理：进入新生儿病室工作区应更换专用的室内工作服、工作鞋，并进行手卫生后入室。

（2）诊疗护理操作管理：医务人员在诊疗护理过程中实施标准预防，规范使用个人防护用品；严格执行无菌技术操作规程，认真落实各项医院感染预防与控制措施。

（3）手卫生管理：医务人员应认真掌握手卫生指征，严格执行《医务人员手卫生规范》（WS/T 313—2009）。

（4）培训管理：定期培训考核医务人员，使其掌握新生儿病室医院感染预防与控制技术。

（李静）

● **暖箱终末消毒后如何标示**？

暖箱终末消毒后应贴上包括"已消毒""消毒日期""消毒人员"等信息的标识。

（李静）

第九节　感染性疾病中心（感染科）的医院感染管理

● 感染性疾病中心（感染科）的建设与管理有何要求？

（1）制订完善的感染性疾病中心（感染科）规章制度、流程和岗位职责，并严格执行。特别是制订感染性疾病患者就诊流程并按规定进行公示。

（2）感染性疾病中心（感染科）医生具有感染性疾病的诊断能力，具有临床微生物学、抗菌药物应用、传染病学、流行病学等专业知识，接受过内科学训练且具有丰富的临床经验。

（3）对医护人员进行相关制度、规范的培训，要求正确掌握常见传染病的传播途径、隔离方式和防护技术，熟练掌握操作规程。

（4）为医务人员提供合适和必要的个人防护用品。

（赵鸿鹰　刘琳琳）

● 传染病病区的医院感染管理有哪些要求？

（1）不同传染病患者应分开安置，每间病室不超过 4 人，床间距应大于 1.1 m。

（2）应配备适量非手触式开关的流动水洗手设施，每个床单位配备快速手消毒剂。

（3）病房应通风良好，采用自然通风或安装通风设施。

（4）根据《医疗机构消毒技术规范》（WS/T 367—2012）要求做好空气、物体表面及地面消毒。

（5）隔离的传染病患者或者疑似传染病患者产生的排泄物，应按照国家规定严格消毒，达到国家规定的排放标准后方可排入污水处理系统；产生的医疗废物和生活垃圾均应使用双层医疗废物袋收集并及时密封运出。

（赵鸿鹰　刘琳琳）

第十节　病理科的医院感染管理

● **病理科废弃的甲醛、二甲苯溶液等危险化学品如何处理？**

对病理科废弃的甲醛、二甲苯溶液及联苯胺类等具有毒性、腐蚀性、易燃易爆性的废弃化学品，应按照规定及时分类收集，集中交付，并委托有资质的危险废物处置单位进行处置。

（查梅）

● **病理科发生医院感染的常见原因有哪些？**

（1）工作人员在标本的接收、固定、取材、切片、染片、尸体解剖等处理过程中受到感染性组织、血液、体液等的暴露。

（2）一次性手套重复使用。

（3）常用的器械及用具用品不规范消毒，受污染的台面、水池、地面不及时清洁消毒等。

（4）房间设置不合理、通风不良。

（5）病理性医疗废物处置不当（被视作生活垃圾进行处置）。污染废液直接排入普通下水道。

（查梅）

● **病理科从医院感染角度需要配备的防护设施与设备有哪些？**

（1）工作衣、手套、口罩、眼镜、面罩等个人防护用品。

（2）非手触式水龙头、洗手液及干手设施、洗眼器、喷淋设备。

（3）安装专门的通风柜台（局部通风）和通风设施（如排气扇，全室通风），保证有害废气排放。

（查梅）

● **如何进行取材室、切片室的甲醛、二甲苯浓度的检测**？

由于甲醛、二甲苯浓度监测具有较强的专业性，建议医疗机构与有资质的第三方公司签订合同，委托其适时监测，保证有害气体浓度在规定许可的范围。每年至少进行一次院外年度检测。

（查梅）

● **病理科医疗废物怎样分类**？

（1）感染性废物：如被患者血液、体液污染的物品，一次性使用卫生用品、医疗用品和医疗器械等。

（2）病理性废物：如手术及其他诊疗过程中产生的废弃人体组织、器官等；医学实验动物的组织、尸体；取材后废弃的人体或动物组织，切片时产生的病理组织碎屑，冷冻切片产生的新鲜病理组织碎片等。

（3）损伤性废物：如各类医用锐器（组织标本取材刀片和组织切片、冷冻切片刀片等）、载玻片等。

（4）化学性废物：如废弃试剂瓶和试剂盒，取材、脱水、包埋、切片及染色等过程中使用的诸如甲醛、二甲苯等有害试剂。

（查梅）

● **病理科物体表面如何清洁消毒**？

病理科物体表面的清洁消毒参见《医疗机构环境表面清洁与消毒管理规范》（WS/T 512—2016）中的中度风险区域清洁消毒要求。

（查梅）

● **病理科怎样进行医院感染管理质量督查**？

可通过巡视查看、资料查阅、访谈提问、抽查考核等方式进行督查。相关内容参见表13-2。

表 13 – 2　××医院病理科医院感染管理质量检查表

检查日期：＿＿＿年＿＿＿月＿＿＿日　　　　　　　检查者：

项目	检查内容
建筑布局	1. 设置于独立区域 2. 污染区、潜在污染区和清洁区分区清楚 3. 有专业排风、通风设施
清洁消毒	1. 保持清洁，每班次工作结束后，对物体表面及地面进行清洁和消毒，有污染时及时消毒 2. 空气消毒并记录
工作人员防护	1. 防护用品配备齐全，规范使用 2. 手卫生规范 3. 有洗眼器和喷淋应急设施
医疗废物管理	1. 废弃的病理标本置于双层医疗废物包装袋内，进行有效封口，袋口有警示标识 2. 废弃液体置于专用容器内，专人回收 3. 锐器入锐器盒，3/4 满时更换

（查梅）

第十一节　检验科的医院感染管理

● 检验科发生医院感染的常见原因有哪些?

（1）产生气溶胶。

（2）个人防护用品穿戴不规范。

（3）操作台面、环境表面污染。

（4）生物安全柜故障。

（5）手套破损。

（6）锐器伤等职业暴露。

（刘焱银）

● 检验科每年应开展哪些与医院感染相关的应急演练？

检验科应制订演练计划，每年开展泄漏处理、人员意外伤害、设施设备失效等应急演练。

（刘焱银）

● 检验科应配备哪些个人防护用品和设施？

检验科应配备的个人防护用品和设施除包括一般的医用口罩、帽子、手套外，还应包括医用防护服、医用防护口罩、护目镜和防渗漏鞋等。同时，应在实验区设置洗眼装置和紧急喷淋装置，并保证其随时处于功能状态。

（刘焱银）

● 微生物实验室菌种应怎样保存？

（1）建立出入库登记。
（2）使用专用冰箱低温保存，每日温度应做记录。
（3）实行双人双锁管理，严防菌种丢失。

（刘焱银）

● 微生物实验室检验出多重耐药菌，应怎样报告？

（1）按危急值管理，采用电话或短信报告送检科室。
（2）通过医院信息系统标识多重耐药菌，反馈临床医生。
（3）纸质报告上加盖多重耐药菌标识。
（4）电话报告医院感染管理科（部门）。

（刘焱银）

● 检验科医疗废物应怎样进行处置？

（1）对微生物病原体培养基、菌种、毒株及保存液，使用高压蒸汽灭菌去污染后再按感染性废物处置。

（2）各种废弃的标本如尿、胃液等液体可直接排入医院污水处理系统；痰、脓、血液、粪便及其他固体标本，可直接按感染性废物处置。

（3）污染的载玻片、玻璃试管、取血针等直接入锐器盒处置。

（刘焱银）

● 检验科洗手池的设置有哪些要求？

检验科洗手池应使用非手触式水龙头，洗手池宜设置在各个操作区域和工作人员更衣处。

（刘焱银）

● 检验科实验室的出入室门口需配置手卫生设施吗？

每个实验室的出口处宜设置专用卫生手消毒设施。

（刘焱银）

● 哪些实验操作应在生物安全柜内进行？

对可能产生气溶胶的微生物标本的涂片、培养、分离、转种及感染性标志物加样等操作均应在生物安全柜内进行。

（刘焱银）

● 检验科实验室应怎样进行空气净化管理？

检验科实验室的空气净化管理首选自然通风；如果采用机械通风，应避免交叉污染；也可配置空气消毒机用于污染时的消毒。

（刘焱银）

● 检验科的操作台、物体表面应怎样清洁消毒？

应制订操作台、物体表面的日常清洁消毒计划，包括对临床实验室设备和工作表面的清洁消毒。如每天工作结束后对工作台面进行清洁和消毒，并且使用适宜的消毒剂擦拭生物安全柜等设备的台面和内壁。

（刘焱银）

● 检验科污染物、危险品外泄及标本溢洒等意外事故发生后应怎样处置？

发生污染物、危险品外泄等意外事故时，首先应评估意外的危险等级，必要时启动应急预案，尽量减少和避免污染物、危险品外泄等意外事故带来的人员伤害和环境破坏。发生标本溢洒后，首先评估溢洒的危险等级，同时根据危险等级做好个人防护。具体做法如下：

（1）一般的血液、体液标本溢洒时，立即用吸水纸覆盖，再用含有效氯2000 mg/L 的消毒剂覆盖消毒 30 分钟，然后去除溢洒物，再擦拭消毒。

（2）发生生物危险物质溢洒时，立即通知房间内的所有人员迅速离开，在撤离的过程中注意防止气溶胶的吸入。张贴"禁止进入""溢洒处理"的警告标识，关门至少 30 分钟。负责处理人应戴护目镜、穿防渗漏鞋等个人防护用品进入室内，并按相关生物危险物质溢洒后的处置流程进行处理。

（刘焱银）

● 检验科医院感染管理质量检查的重点内容有哪些？

（1）生物安全知识的培训及演练。

（2）个人防护用品的使用。

（3）操作规程的遵守情况。

（4）标本的正确处置。

（5）菌株毒种的规范管理。

（6）高压灭菌效果的监测。

（7）消毒剂配制、浓度监测及医疗废物管理等。

（刘焱银）

第十二节　放射科的医院感染管理

● 放射科是否需要安装空气消毒机？

（1）只用于单纯检查的房间，不需要安装空气消毒机，只需每日自然通风即可。

（2）需要进行有创（如引导介入穿刺、射频消融、粒子置入等）操作的房间，则需要安装空气消毒机。每日进行消毒并登记。

（张淑华）

● 放射科医院感染管理质量检查的项目和内容有哪些？

放射科医院感染管理质量检查的项目和内容参见表 13 - 3。

表 13 - 3　放射科医院感染管理质量检查表

项目	检查内容
组织管理	1. 科室成立医院感染管理小组，职责明确 2. 制订本科室医院感染管理制度及措施 3. 每季度有小组活动记录和医院感染管理培训记录 4. 有医院感染管理质量持续改进措施 5. 医务人员掌握相关医院感染知识
手卫生管理	1. 手卫生设施符合要求 2. 执行手卫生指征 3. 手卫生方法正确
清洁消毒隔离	1. 保持环境清洁，每班次进行清洁消毒，检查用床单一用一更换 2. 空气保持自然通风，污染时随时消毒 3. 严格执行隔离要求，对所有患者实行标准预防 4. 定期对铅防护用品进行清洁消毒，并有记录
工作人员防护	防护用品配备齐全，操作人员按要求实施防护
医疗废物管理	分类收集、包装、交接、存放等环节规范，交接记录正确

（张淑华）

● 如何做好高压氧舱的空气及物体表面清洁与消毒？

（1）每舱治疗后应采用湿式清洁、严格消毒，通风干燥后关闭舱门。

（2）高压氧舱日常用品清洁消毒要求如下：

1）吸氧面罩、吸氧头盔等用具，每次使用后用75％乙醇擦拭或一次性使用。

2）吸氧面罩、Y形管、吸氧管、排氧管专人专用，用后消毒或一次性使用。

3）氧舱内壁、外表面每周用消毒剂擦拭1次或2次。

4）舱内使用的吸痰器、痰盂、便盆、垃圾桶等每次治疗后均应清洗消毒或一次性使用。

（3）舱内的空气消毒：每次治疗结束后，均应通风、换气，污染时应加强消毒。

（4）多重耐药菌感染患者，应安排在最后进行；治疗结束后，及时进行舱内消毒，诊疗用品用后消毒或一次性使用。

（5）特殊病例如气性坏疽、破伤风梭状芽胞杆菌等厌氧菌感染者应单独开舱治疗，患者出舱后，高压氧舱及所有相关物品消毒应按照《医院消毒卫生标准》（GB 15982—2012）相关要求及时处理，手部有伤口的医务人员不得参与治疗和护理。

（张淑华）

第十四章　医院感染信息监测与管理工具介绍

第一节　常用监测指标与计算

● **在无医院感染信息监测系统的情况下，如何保证监测数据的真实性？**

在无医院感染信息监测系统的情况下，医疗机构只能按照传统手工方式统计和分析数据。为保证监测数据的真实性，建议采取主动性监测方式。例如，检验科等医技科室建立相关感染阳性结果登记制度，医院感染管理专职人员每日到检验科收集相关感染阳性结果，再到有关科室进行医院感染病例追踪。这样在保证数据的真实性的同时，也能早期发现医院感染、早期介入干预。但是，基层医院医院感染的发病率低不一定是由数据不真实导致的，可能与基层医院接受的患者病情相对轻、长期住院和反复住院的少、疑难杂症少和各种侵入性操作少等有关。

（吴春霖）

● **医院感染监测信息怎么进行横向比较？**

医院感染监测信息采用三种方式进行横向比较：①分析数据的分布及结构，与其他医疗机构进行比较；②四川省内医院可在四川省医院感染监控网（http://www.scnicn.com/）下载年度医院感染横断面调查报告等监测数据，对照进行横向比较；③与文献资料中相关医疗机构的数据进行比较，可使用万方、知网、Pubmed、Cochrane、Google 学术、EMB 等数据库进行文献查阅收集相关数据。

横向比较时应注意：①数据可比性，尽可能选择同一层次的医院进行相关数据的比较，避免混杂因素的影响；②数据同质性，并不是所有数据都可以直接比较，如将医院感染发病率与现患率进行比较就是不同质数据的错误比较。

（吕宇）

● 医院感染发病率、日医院感染发病率如何计算？二者有何区别？

1. 医院感染发病率、日医院感染发病率的计算公式

根据《医院感染监测规范》（WS/T 312—2009），医院感染发病率及日医院感染发病率计算公式如下：

$$医院感染发病率 = \frac{同期新发医院感染病例数}{观察期间危险人群人数} \times 100\%$$

注：分母为观察期间住院患者人数，分子为同期内发生医院感染的病例数。

$$日医院感染发病率 = \frac{观察期间医院感染新发病例数}{同期住院患者住院日总数} \times 1000‰$$

注：分母为观察期间每天的住院患者数之总和，如以年为单位统计时，从 1 月 1 日起将每日的住院患者数累计相加，一直加到 12 月 31 日，即为当年的住院患者住院日总数。分子为同期内发生医院感染的病例数。

2. 医院感染发病率与日医院感染发病率的区别

医院感染发病率与日医院感染发病率均属于发病率的范畴，用于描述医院感染发生风险的大小。前者属于累计发病率，应用的基本条件是观察期间被观察对象的人数处于基本稳定状态，在实际应用中，如果不易直接获取分母，可由同期出院人数替代；后者属于发病密度，其分母为指定时间内的住院患者住院日总数，既克服了观察人数不稳定导致的风险误判，也考虑了住院时间长短的影响。

（吴春霖）

● **住院患者抗菌药物治疗前病原学送检率如何计算？注意事项？**

1. 住院患者抗菌药物治疗前病原学送检率计算方法

住院患者抗菌药物治疗前病原学送检率是医院感染管理和临床药学管理的重要监测指标。该指标计算公式如下：

$$标本送检率 = \frac{观察期间患者抗菌药物使用前标本送检数}{同期抗菌药物使用总人数} \times 100\%$$

注：由于该指标用于初步体现临床医生使用抗菌药物的合理性，故分子仅取抗菌药物使用前的送检数。

2. 病原微生物标本送检率计算注意事项

(1) 指向特定病原体与非指向特定病原体的病原学检验指标分别统计。

(2) 指向特定病原体的病原学检验项目包括细菌培养、真菌培养等，非指向特定病原体的病原学检验项目包括降钙素原、白细胞介素－6等。

（吴春霖）

● **多重耐药菌监测指标有哪些？如何计算？统计频率？**

1. 多重耐药菌监测指标与计算公式

(1) 多重耐药菌感染发现率：指多重耐药菌感染患者数（例次数）与同期住院患者总数的比例，反映医院内多重耐药菌感染情况。

计算公式：

$$多重耐药菌感染发现率 = \frac{多重耐药菌感染患者数（例次数）}{同期住院患者总数} \times 100\%$$

(2) 多重耐药菌感染检出率：多重耐药菌检出菌株数与同期该病原体检出菌株总数的比例。反映医院内多重耐药菌感染的总体情况和某种特定菌种多重耐药菌感染情况。

计算公式：

$$多重耐药菌感染检出率 = \frac{多重耐药菌检出菌株数}{同期该病原体检出菌株总数} \times 100\%$$

(3) 多重耐药菌感染/定植发病率：指特定时间段内单位特定人群中新发的多重耐药菌感染/定植的频数，说明新发或增加的多重耐药菌感染/定植的频率高低。

计算公式：

$$多重耐药菌感染/定植发病率 = \frac{新发的多重耐药菌感染/定植例数}{同期住院患者住院日总数} \times 1000‰$$

（4）多重耐药菌感染病死率：在一定时期内（通常为一年），多重耐药菌感染患者中因该病死亡者的比例。计算多重耐药菌感染病死率时只包括多重耐药菌感染为直接致死原因的病例。

注：多重耐药菌感染发现率和检出率按不同多重耐药菌种类分别单独计算；多重耐药菌感染/定植发病率和病死率可以按多重耐药菌总数计算，也可按不同多重耐药菌种类分别单独计算。

2. 多重耐药菌监测指标的统计频率

上述指标除多重耐药菌感染病死率通常按年份统计外，其余指标均可按月份、季度和年度统计。

（赵娜）

第二节　医院感染管理常用质量管理方法和工具介绍

● **医院感染质量管理评价标准分类？主要包括哪些内容？**

1. 医院感染质量管理评价标准分类

（1）国家标准：法律、法规、规章、行业标准、规范性文件，如《中华人民共和国传染病防治法》《医疗废物管理条例》《医院感染管理办法》《医务人员手卫生规范》以及医院感染的各种预防与控制指南等。

（2）医院标准：①医院感染管理计划、年度目标管理责任书、规章制度、岗位职责、应急预案和工作流程；②医院感染质量管理评价标准包括重点部门、重点科室、普通病区检查考核标准；③科室医院感染管理小组月、季自查自评标准；④科室主任和护士长月绩效目标管理考核细则；⑤重点、专项项目督查标准等。

2. 医院感染质量管理评价标准主要内容

（1）结构质量：人员（医院感染管理专、兼职人员）、技术、物资（耗材和消毒产品）、规章制度、时间（及时性）、医院建筑与环境。

（2）环节质量：涉及医院感染管理全过程中的各个环节，从职能部门到临床一线、后勤，从医院感染诊断、预防、控制到具体诊疗护理活动。例如，医院感染病例和暴发的识别、发现与处置过程，消毒与隔离、无菌技术、手卫生操作过程，微生物标本采集，消毒供应中心消毒灭菌，环境卫生学监测过程等环节的质量。

（3）终末质量：诊疗结束后的医院感染管理质量，可用医院感染发病率、SSI 感染率和 ICU 三管感染率等指标进行评价。

（马英）

● 医疗质量管理常用方法有哪些?

1. PDCA 循环

PDCA 循环（戴明环）：P（Plan）是指计划，即确定方针和目标的活动计划；D（Do）是指执行，实地去做，实现计划内容；C（Check）是指对过程中的关键点和最终结果进行检查，总结执行结果，注意效果，找出问题；A（Action）是指行动，纠正偏差，对成果进行标准化，并确定新的目标，制订下一轮计划，将这一个循环未解决的问题带入下一个 PDCA 循环进行解决。

2. 追踪方法学

追踪方法学（Trace Methodology，TM）是一种过程管理的方法学，是对患者在整个医疗系统内获得的诊疗、护理和服务过程进行追踪的方法。由接受过专门培训的专家使用特殊的追查方式从患者角度去"检视与感受"患者所接受的诊治与服务的过程。关于现场追踪检查的具体描述详见本节相关内容。

3. 根本原因分析

根本原因分析（Root Cause Analysis，RCA）是一个找出导致操作变异的基本原因的过程，而不是仅仅关注个别的表现。同时根本原因分析也是一个系统化的问题处理过程，包括确定和分析问题原因，找出问题解决办法，并制订针对性预防措施，即确定可能的系统和流程方面的改进。

4. 全面质量管理

全面质量管理（Total Quality Control or Total Quality Management，TQC or TQM）是一个以全员参与为基础，以质量为中心，让顾客满意且所有成员及社会受益的长期成功的管理途径。

5. 品管圈

品管圈（Quality Control Circle，QCC）由工作场所相同、相近或互补的人员组成数人一圈的小圈团体（又称 QC 小组，一般 6 人左右），然后全体合作、集思广益，按照一定的活动程序，活用科学统计工具及品管手法，解决工作现场、管理、文化等方面所发生的问题及课题。

（吴春霖）

● 医疗质量管理常用管理工具有哪些？

医疗质量管理常采用七大工具，包括一表，即"查检表"；一法，即"分层法"；五个图，即直方图、散点图（相关图）、控制图、因果分析图（鱼骨图）、排列图（柏拉图）等。针对各管理工具的使用方法详见本节相关内容。

（吴春霖）

● 医院感染质量管理中如何应用 5W1H 分析法？

5W1H 分析法是指任何工作都从原因（何因，Why）、对象（何事，What）、地点（何地，Where）、时间（何时，When）、人员（何人，Who）、方法（何法，How）等六个方面提出问题进行思考的科学工作分析方法。5W1H 分析法常常被运用到制订计划草案和对工作的分析与规划中。例如，对于选定的项目、操作或流程，都需要从以下六个方面进行思考，详见表14－1。

表 14 − 1　5W1H 分析表

项目	现状如何	为什么	能否改善	该怎么改善
对象（What）				
目的（Why）				
场所（Where）				
时间和程序（When）				
作业人员（Who）				
方式方法（How）				

（查梅）

● 医院感染质量管理中如何应用查检表？

查检表是指为了简单记录与整理数据，便于核对、检查或进一步统计分析而设计的一种表格或者图表。它可使检查工作有序、有计划地进行，使检查目标清晰和明确，使检查的内容周密和完整。具体案例见表 14 − 2。

表 14 − 2　医院感染知识培训查检表

查检项目	存在问题	整改建议
医院感染管理科（部门）医院感染知识培训计划		
科室医院感染知识培训计划		
医院感染知识培训材料（培训内容、签到表、试卷、成绩汇总、效果评价）		

（查梅）

● 医院感染质量管理中如何应用分层法？

分层法又叫分类法或分组法，就是按照一定的标志，把收集到的数据加以分类整理的一种方法。分层的目的在于把杂乱无章的数据加以整理，使之能确切地反映数据所代表的客观事实。分层的原则是使同一层次内的数据波动幅度尽可能小，而层与层之间的差别尽可能大，包括按人员分层、按设备基本特征分层、按不同物质分层、按不同科室分层、按不同疾病分层等。例如，按照不同年龄组分层来分析住院患者医院感染率的分布情况，见表14-3。

表 14-3　××医院的医院感染患者年龄分布与感染率

年龄（岁）	住院例数	感染例数	感染率（%）
≤12	2425	108	4.5
13～30	2690	31	1.2
31～40	3232	45	1.4
41～50	3614	73	2.0
51～60	3941	117	3.0
＞60	5029	258	5.1

（查梅）

● **医院感染质量管理中如何应用直方图？**

直方图是用来整理计量值的观测数据，分析其分布状态的统计学方法。其画图顺序如下：

（1）收集数据。作直方图的数据一般应大于50个。

（2）确定数据的极差，用数据的最大值减去最小值求得。

（3）确定组距。

（4）确定各组的界限值。

（5）编制频数分布表，如表14-4所示。

（6）按数据值比例画横坐标、纵坐标。

（7）画直方图，如图14-1所示。Excel（2007及以上版本）的操作步骤：鼠标左键按定拉动选定频数分布表→点击任务栏"插入"→选"柱状图"→选"二维柱状图"→鼠标左键选择图里面的图柱→鼠标右键选择"添加数据标签"。

表 14 - 4　××医院的医院感染知识培训频数分布表

分组（分）	频数
35～	5
40～	9
45～	14
50～	32
55～	44
60～	60
65～	68
70～	75
75～	84
80～	106
85～	125
90～	89
95～100	48

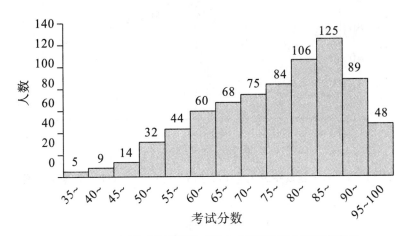

图 14 - 1　××医院的医院感染知识培训考试结果直方图

（查梅）

● **医院感染质量管理中如何应用散点图？**

散点图（相关图）分析变量的相关程度，即把互相有关联的对应数据在方格纸上以纵轴和横轴表示，然后以点表示出分布形态，根据分布形态来判断对应数据之间的相互关系。其画图顺序如下：

(1) 确定要研究的数据组，成对数据（X，Y）。

(2) 搜集二者的成对数据。

(3) 标明 X 轴与 Y 轴。

(4) 描点作图。

Excel（2007 及以上版本）的操作步骤：鼠标左键按定拉动选定数据→点击任务栏"插入"→选"散点图"→选"仅带数据标记的散点图"（图 14-2）。

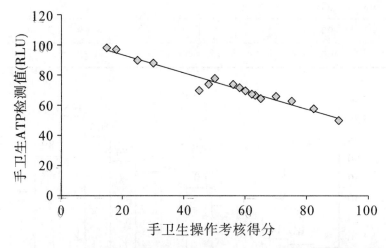

图 14-2 ××医院手卫生操作考核得分与手卫生 ATP 检测值关系图

（查梅）

● **医院感染质量管理中如何应用控制图？**

控制图又叫管制图，是对过程质量特性进行测定、记录、评估，从而检查过程是否处于控制状态的一种运用统计学方法设计的图（图 14-3）。应用 SPSS 软件作图（图为呼吸机相关肺炎控制图，引自文献《质量控制图在重症医学科医院感染质量控制中的应用实践》），其画图流程如下：

（1）选择软件选单（俗称菜单）选项"分析"→"质量控制"→"控制图"→"p，np 图"，"数据组织"选择"个案为子组"，点击"定义"。

（2）在控制图的定义选单中把"新发 VAP 数"选入"数目不符合"框，把"时间"选入"标注子组"框，把"使用呼吸机总日数"选入"样本尺寸"中"变量"框中，软件默认 P 图，点击"确认"，即可得到 VAP 发生率的控制图。

（3）在控制图的定义选单中点击"选项"，将控制限 Sigma 水平修改为 3，警戒限 Sigma 水平修改为 2。

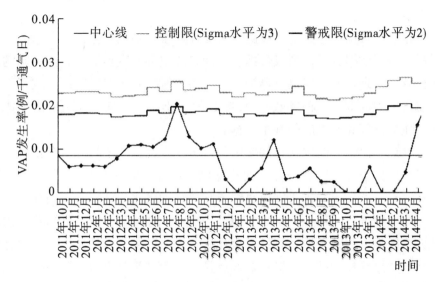

图 14 - 3　××医院重症医学科 2011 年 10 月至 2014 年 4 月每月 VAP 控制图

（注：重病医学科即重症监护病房）

（查梅）

● 医院感染质量管理中如何应用因果图？

因果图又称特性要因图或鱼骨图。按其形状，又称为树枝图或鱼刺图。它是寻找质量问题产生原因的一种有效工具（图 14 - 11）。其画图顺序如下：

（1）填写鱼头，画出主骨。

（2）画出大骨，填写大要因。

（3）画出中骨、小骨，填写中小要因。

（4）用特殊符号标识重要因素。

（吴春霖）

● 医院感染质量管理中如何应用柏拉图？

柏拉图又称排列图，是找出造成医院感染相关问题的主要因素的一种有效方法，是对发生频次从最高到最低的原因进行排列而采用的简单图示技术，从而帮助选择关键的原因。一般选择柏拉图前面80％的问题进行分析。其制作步骤如下：

（1）收集数据：一定时间段的有关诊疗质量问题的数据。

（2）进行数据分层，列成数据表：即将收集到的数据资料，按不同的问题进行分层处理，每一层也可称为一个项目。统计一下各类问题（或每一项目）反复出现的次数（即频数）。按频数的大小次序，从大到小依次列成数据表，作为计算和作图时的基本依据。

（3）计算出每类问题在总问题中的百分比，并计算出累计百分比。

（5）根据数据作图。需要注意的是累计百分比应标在每一项目的右侧，然后从原点开始，点与点之间以直线连接，从而做出累计百分比曲线。

（6）作图方法：Excel（2007及以上版本）的操作步骤：鼠标左键按定拉动选定数据（包括频数、累计百分比）→点击任务栏"插入"→选"柱状图"→选"二维柱状图"→鼠标左键选择图里面"累计百分比"图柱→在该图柱内点击鼠标右键选择"更改系列图表类型"→选"折线图"中的"带数据标记的堆积折线图"→鼠标左键选择图里面"累计百分比"折线→在该折线内点击鼠标右键选择"设置数据系列格式"→在系列选项中勾选"次坐标轴"→鼠标左键选择图里面"频数"图柱→点击鼠标右键选择"设置数据系列格式"→在系列选项中将分类间距调至"无间距"→鼠标左键点击左侧纵坐标轴数字选定→鼠标右键选"设置坐标轴格式"→最大值勾选"固定"→将原最大值修改为频数合计→鼠标左键点击右侧纵坐标轴数字选定→鼠标右键选"设置坐标轴格式"→最大值勾选"固定"→将原最大值修改为1，如图14-12所示。

（吴春霖）

● 医院感染质量管理中如何应用甘特图？

甘特图以提出者亨利·L. 甘特（Henrry L. Ganntt）先生的名字命名，又称横道图、条状图、活动计划拟定与执行图。它以图示的方式通过活动列表和时间刻度形象地表示出任何特定项目的活动顺序与持续时间，管理者由此可直观了解未完成的工作，并可评估工作进度，如图14-9所示。

（查梅）

● 何谓项目制管理？项目制管理在医院感染管理中的地位和作用是什么？

1. 项目制管理的定义

项目制管理是1950年开始发展起来的一种崭新的管理技术和方法，不仅被广泛应用于建筑、航天、国防等传统领域，而且在电子、通信、计算机、金融业、保险业以及政府机关和国际组织中成为运作的主要模式。它以项目为手段进行管理，把日常运作的诸多方面作为项目对待，并确保应用经过实践证明的项目管理技术。

2. 项目制管理在医院感染管理中的地位和作用

项目制管理伴随着项目管理理论和技术的不断完善，逐渐应用于医院管理实践中。项目制医院感染管理的方式以任务为中心，重新分配资源，将有限的时间、人力、物力和财力进行有效整合，优化工作流程，使医院感染管理运行变得更加高效。通过这种管理方式，不仅可实现项目相关工作流程再造，建立新的工作流程，改变原有的资源配置方式，而且将会使任务目标更加突出，每项具体工作做到计划系统化、任务明确化、管理团队化。

（任小兵）

● 什么是现场追踪检查？在医院感染管理督查中如何应用？

1. 现场追踪检查的定义

现场追踪检查是一种关注过程质量管理的有效方法，根据医院为患者提供的诊疗服务流程，遵循"以事实为依据，以标准为准绳"的原则，对整个医疗过程的各个环节进行跟踪检查，全面评估医院服务的组织系统和运行流程的质量、安全、效率、适宜性及合理性，以确定问题影响的深度和广度。2006 年现场追踪检查开始应用于国际医疗卫生机构认证联合委员会（Joint Commission International，JCI）评价标准，2011 年 JCI 标准（第 4 版）要求在评价过程中将追踪方法学的应用比例由原来的 30％提高到 70％。

追踪检查是以"患者"的角度来评价医院，检查者不再花费大量时间检查制度，而是利用超过 70％现场评价的时间来查看医院在提供医疗服务时相关的医院感染管理措施落实的整个过程（图 14‑4）。在医院感染督查过程中，检查者可以通过收集各种数据进行循证学调查，包括个案追踪和系统追踪。个案追踪又称患者追踪，主要针对患者在接受诊疗或服务时的实际就医经历进行评估。在个案追踪过程中，一旦在某环节发现问题，就会转入系统追踪。系统追踪则以个案为基础，集中考察医院感染预防与控制相关环节的表现，特别是各学科、各部门间的沟通与衔接，以发现各相关环节中潜在的问题。

2. 现场追踪检查在医院感染管理督查中的应用

以多重耐药菌的管理督查为例说明现场追踪检查的方法，参见图 14‑4。

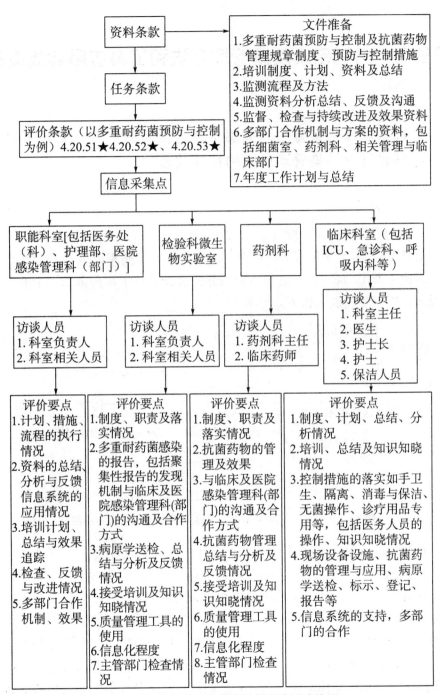

图14－4 多重耐药菌管理督查追踪路线图

（吕宇 徐世兰）

第三节 医院感染质量管理方法和工具应用实战案例

● **以某院降低多重耐药菌感染为例说明如何实施 PDCA 循环推进医院感染管理质量的持续改进**？

1. 计划阶段

在计划阶段主要是分析现象、识别问题。

某院 2015 年上半年多重耐药菌检出 243 例，发病密度为 0.635/千住院日，环比上升 15.88％。通过根本原因分析法分析多重耐药菌感染上升的主要原因，以鱼骨图展示如下，见图 14－5。

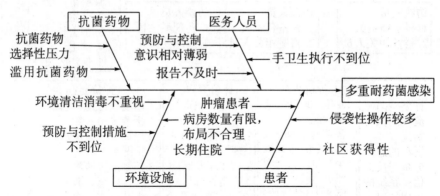

图 14－5 ××医院多重耐药菌感染根本原因分析鱼骨图

针对找出的原因，通过专家评分法对其进行风险评价，其中风险介于 1 分与 10 分之间，并计算其平均风险，数据如表 14－5 所示。

针对以上评分，按其平均风险大小从高到低排列，选取可以实施干预的风险因素，包括预防与控制措施不到位、预防与控制意识薄弱、手卫生执行不到位、侵袭性操作、环境清洁消毒不重视、抗菌药物选择性压力和报告不及时等。再根据各风险因素，制订相应改进计划，包括：①修订医院多重耐药菌感染管理制度和标准操作规程；②制订针对医务人员、保洁员的培训计划；③提高手卫生可行性支持；④建立健全抗菌药物合理应用管理的多部门联席会议制度；⑤将多重耐药菌医院感染报告时效与质量纳入考核。

表 14 - 5　××医院多重耐药菌感染主要原因风险评分

主要原因	风险评分 1	风险评分 2	风险评分 3	……	平均风险
预防与控制措施不到位	8	8	7	……	7.25
预防与控制意识薄弱	6	7	7	……	6.75
手卫生执行不到位	4	5	7	……	5.50
侵袭性操作	6	6	4	……	5.50
环境清洁消毒不重视	5	4	5	……	5.00
抗菌药物选择性压力	3	4	4	……	3.50
报告不及时	4	2	2	……	2.50
长期住院	3	2	3	……	2.50
肿瘤患者	3	3	3	……	2.50
社区获得性	2	2	3	……	2.25
病房布局不合理	1	2	2	……	1.50

2. 执行阶段

（1）修订制度与标准操作规程（SOP）：依据相关标准规范修订医院的管理制度与标准操作规程，包括多重耐药菌感染管理制度、多重耐药菌监测、医院感染预防与控制、环境清洁与消毒的标准操作规程等。

（2）加强消毒隔离和开展相关技术培训：按照《医院隔离技术规范》要求，加强各科室多重耐药菌感染者的消毒隔离工作，规范使用隔离标识。开展全院医务人员的消毒隔离技术培训，重点加强科室感染管理小组成员、新进员工、保洁员的培训。

（3）加强手卫生的可行性支持：巡查全院洗手设施，将所有手触式洗手设施改为非手触式。为每个病房和治疗车、ICU 每个病床、每位医务人员配备免洗速干手消毒剂。

（4）加快医院感染信息系统建设，实施多重耐药菌预防与控制考核：建立、健全医院感染管理信息系统中的多重耐药菌预警功能，使医务人员可实时掌握本科室多重耐药菌感染情况，及时报告每例多重耐药菌感染病例并采取消毒隔离措施。同时，医院感染管理专职人员可以通过信息系统掌握全院多重耐药菌感染情况，并通过现场督导和记录核查的方法，实现对多重耐药菌感染预防与控制考核的规范管理。

（5）多部门联合开展多重耐药菌预防与控制：定期开展多重耐药菌预防与控制的多部门联席会议。医院感染管理、医务、药剂、检验、护理、感染病学等多部门专家参会，加强抗菌药物合理应用管理，通报日常督导中发现的问题，协商解决方案。

3. 检查阶段

医院感染管理科（部门）通过查看《医院感染管理小组工作手册》记录和现场核查每例多重耐药菌预防与控制措施的落实情况进行检查。并且针对各临床科室多重耐药菌预防与控制措施的检查情况，每月下发"考核意见书"，督导整改，发现问题，实现质量的持续改进。

4. 处理阶段

根据计划和方案，及时反馈监测资料。医院感染管理科（部门）每季度将监测资料汇总分析结果反馈到临床科室，并上传医院内部办公网络。检验科每季度向全院公布细菌耐药性监测分析以及重点部门前五位的医院感染病原体信息。检验科、药剂科、医院感染管理科（部门）联合完成《细菌药敏监测手册》的编写。

通过这些干预措施，多重耐药菌预防与控制取得一定成效。2016 年上半年多重耐药菌检出 173 例，发病密度为 0.542/千住院日，相比上一年同期下降 14.65%，环比下降 2.52%。

5. 确定下一个 PDCA 循环需要解决的问题

维持手卫生依从性在较高水平难度较大。刚开始落实手卫生考核时依从性较高，一段时间后又开始降低。耐甲氧西林金黄色葡萄球菌（MRSA）比上一年同期检出数增加较多，可能与抗菌药物的多个职能部门协同管理机制还不完善有关。因此，这两个问题可作为下一阶段重点预防与控制目标、纳入下一个 PDCA 循环，不断促进质量管理的持续改进。

（吴春霖）

● **以马里奥圈改善手卫生依从性为例，说明品管圈在医院感染质量管理中如何应用**？

1. 概述

品管圈（Quality Control Circle，QCC）作为全面质量管理的一环，在自我启发和相互启发下，活用各种质量管理工具，要求全员参与但以自己的工作现场为主，不断发掘及解决其中的医院感染管理相关问题，不断地维持与改善工作现场的医院感染管理质量。在开展品管圈活动时，应注意以下几点：

（1）小集团：人员以 4～8 人为宜，人员太多，将会影响讨论的品质。

（2）自我启发和相互启发：由员工自发组织，购买相关的书籍、杂志或刊物进行阅读、研讨或轮读、报告等进行启发。

（3）活用质量管理工具：最常用的七大工具包括查检表、层别法、柏拉图、特性要因图、推移图、散布图及直方图，也可根据需要使用管制图及新的质量管理工具。

（4）品管圈属常设性质，长期存在，必须将问题一个一个地、不断地、持续地解决与改善。

（5）自己的工作场所：以自己的工作现场为主发掘并解决问题，实行自我检讨、自主管理为重点。

（6）全员参与：尽量做到全员发言，达到集思广益的效果。

2. 品管圈活动的基本步骤

品管圈活动的基本步骤见图 14－6。

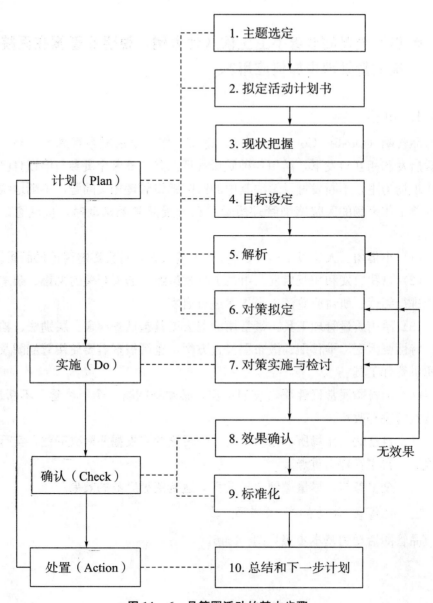

图 14 - 6　品管圈活动的基本步骤

　　注：如果无效果或效果不佳，应重新探讨，也许是原因找错，也许是对策措施不对，此时应考虑是回到原因解析，还是回到对策拟定，重新来一遍。如此的 PDCA 管理循环，有耐心地去做，终究可以达到预期的效果。

3. 医院感染质量管理中应用品管圈的具体案例

圈名：　　　　　　　　**马里奥圈改善手卫生依从性**

一、活动主题确定

（一）上一次活动追踪结果

2012 年 4 月—2013 年 4 月通过手卫生依从性促进活动，包括以下主要措施：

（1）申请全院手卫生产品成本不计入科室成本。

（2）教育培训。重点科室（如 ICU 和新生儿病室）医务人员分科室单独培训，普通科室利用晨交班后时间，由医院感染管理科（部门）人员到科室进行简短培训。

（3）建议后勤保障部门购进小瓶包装的快速手消毒剂，供医务人员随身携带，促进手卫生依从性。

使全院医务人员手卫生依从性有了一定程度的提高，其中重点科室手卫生依从性提高至 52.46%，全院手卫生依从性提高至 74.33%。

（二）上次活动效果维持情况

通过上次手卫生依从性促进活动后，重点科室在 2014 年 1 月—2015 年 6 月手卫生依从率平均为 76.62%，而全院手卫生依从率则再次降至 35.42% 水平，如图 14-7、图 14-8 所示。

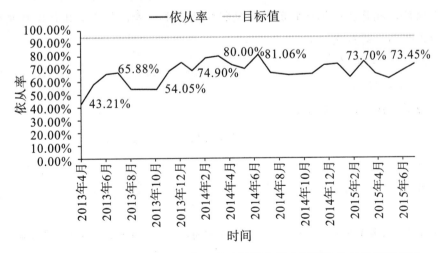

图 14-7　2013 年 4 月—2015 年 6 月全院重点科室手卫生依从性调查结果

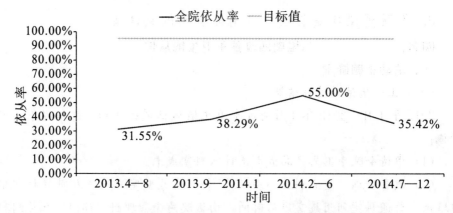

图14-8　连续4次全院普通科室手卫生依从性调查结果

（三）本次活动主题选定

本次质量改进活动主题确定为促进全院手卫生依从性的提高。选题理由：

（1）对医院而言：全面提高手卫生依从性可以增强全员的医院感染预防与控制意识。

（2）对患者而言：手卫生的改进可树立医院洁净环境形象，并可降低患者医院感染的风险。

（3）对医院感染管理而言：手卫生依从性提高和改进是等级医院评审的重点项目，也是医院感染预防与控制措施的基本要素，利于整体医院感染预防与控制措施的落实。

（四）成立马里奥圈

1. 圈的成立

马里奥圈的组成如下：

圈名：马里奥圈	成立日期：×年×月×日
成员人数：7	圈长：×××
所属单位：××××××	圈员：××、××、××、××、××
主要工作：改善手卫生依从性	活动时间：×年×月×日—×年×月×日

2. 圈名意义

奔跑吧马里奥，不怕艰难，锐意进取。

3. 圈活动特点

(1) 圈员选拔：发扬民主，团结一致。

(2) 马里奥圈：青春活力，满怀热情。

(3) 激情向前：发现人才，展示才华。

(4) 品管过程：多维思考，全面分析。

二、活动计划拟订与执行

活动计划拟订与执行如图 14-9 所示。

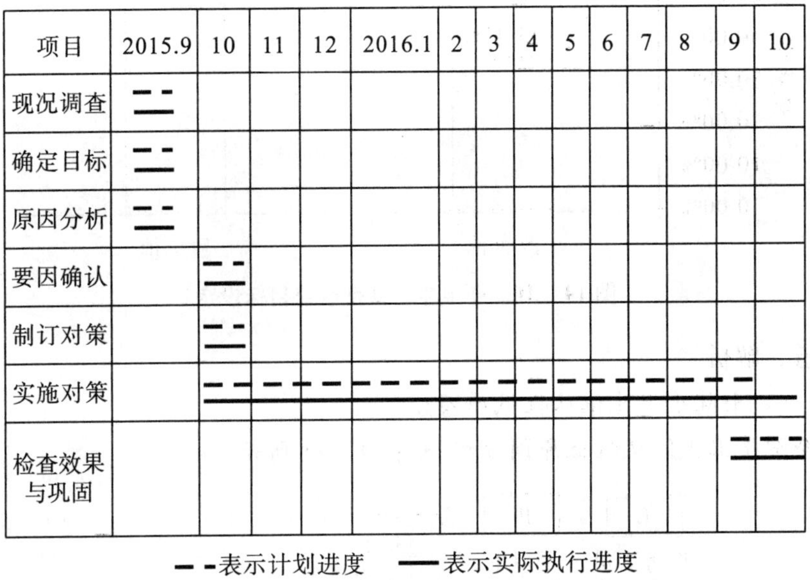

项目	2015.9	10	11	12	2016.1	2	3	4	5	6	7	8	9	10
现况调查	—													
确定目标	—													
原因分析	—													
要因确认		—												
制订对策		—												
实施对策		—	—	—	—	—	—	—	—	—	—	—	—	
检查效果与巩固													—	—

━ ━表示计划进度　　━━表示实际执行进度

图 14-9　活动计划拟订与执行甘特图

三、现况把握

2014 年 12 月全院医务人员手卫生依从率仅为 35.42%。

四、目标设定

(一) 目标值设定

全院 94 个手卫生观察单元总体手卫生依从率达 65%，如图 14-10 所示。

(二) 设定理由

$$目标值＝现况值＋改善值$$
$$＝现况值＋（现况值×能力）$$
$$＝35.42＋（35.42×0.85）$$
$$≈65\%$$

注：能力＝改善重点×圈能力。①改善重点是现状把握中需要改善的项目的累计影响度，数值可根据柏拉图得到，根据本节主要原因分析的柏拉图，得出改善重点为 89.38%。②目标设定需根据医院的方针及计划，并考虑目前的圈能力，由全体圈员共同订定。本节设定圈能力为 0.95。故能力＝89.38%×0.95≈0.85。

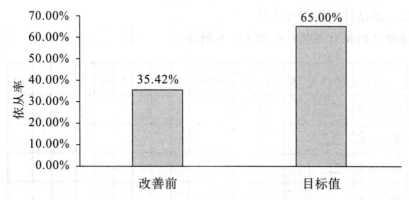

图 14－10　手卫生依从性改善目标设定

五、解析

（一）全院手卫生依从性低原因分析

全院手卫生依从性低原因分析如图 14－11 所示。

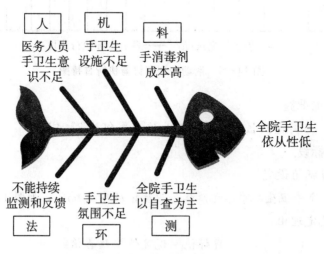

图 14－11　手卫生依从性低根本原因分析

（二）要因确认

根据综合分析和现况调查结果统计，按照柏拉图的二八原则，主要原因为：①不能持续监测和反馈；②手卫生以科室自查为主。如图14-12所示。

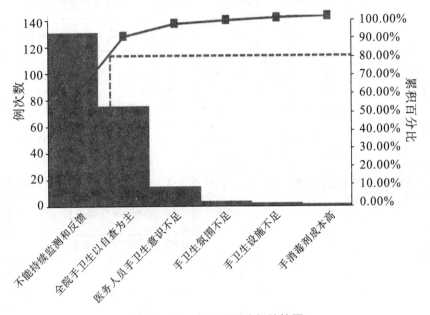

图14-12　主要原因分析柏拉图

六、对策制订

（1）建立手卫生监测系统，通过专门手卫生稽查小组对全院临床科室开展持续监测。

（2）通过OA系统持续反馈每月观察结果。

（3）到全院每月手卫生依从率低于70%并位于最后五位的科室进行现场反馈。

七、对策实施

（一）对策一

对策	对策名称	建立手卫生监测系统、每月反馈监测结果
	主要原因	不能持续监测和反馈、全院手卫生以自查为主

改善前：每月临床科室医院感染管理兼职护士开展手卫生依从性自查。自查结果不客观、方法不统一，也无法比较好坏 对策内容： 1.联合护理部成立手卫生稽查小组，正式运行手卫生监测系统 2.每月将手卫生监测结果反馈至临床科室	对策实施： 1.以自愿为主，召集14名经验丰富的护理人员，组成稽查小组 2.对手卫生稽查小组成员进行统一培训，统一观察方法和尺度 3.每月将全院的手卫生观察单元分解为每位成员的工作任务，由其自行安排时间进行观察 4.申请院方支持，每月给予稽查小组工作成员相应的津贴 5.每月通过OA系统将结果反馈至科主任 负责人员：_____ 实施时间：2015年10月开始
	P　　D A　　C
对策处置：保持手卫生监测系统长期有效运行	对策效果确认：全院手卫生依从性得到有效提升，依从率维持在60% 手卫生依从性

（二）对策二

对策	对策名称	到全院每月手卫生依从率低于70%并位于最后五名的科室进行现场反馈
	主要原因	医务人员手卫生意识不足

改善前：手卫生依从性较低的科室存在人员轮转或医务人员不重视等原因导致手卫生教育培训不足，手卫生意识较差。部分科室其手卫生知识知晓率仅为33.15% 对策内容：目标科室现场反馈	对策实施：由医院感染管理科（部门）利用晨交班时间到目标科室进行针对性反馈和简短培训 负责人员：_____ 实施时间：2016年6月开始
	P　　D A　　C	
对策处置：采取点对点教育培训费时费工，难以维持其依从性，已与教育培训部联合将手卫生知识培训内容及考核内容传至继续医学教育行政管理平台，并设为必修内容	对策效果确认： 1.进行针对性反馈的科室其次月手卫生依从性均有显著提升 某医院2016年6月、7月手卫生依从性

科室	改善前手卫生依从性（6月）	改善后手卫生依从性（7月）
×××	30.43%	58.62%
×××	19.23%	86.21%
×××	34.62%	58.06%
×××	26.92%	56.25%
×××	30.00%	76.67%

2.进行针对性培训后医务人员的手卫生知识知晓率上升至100%

手卫生知识知晓率

八、效果确认

2016 年 10 月全院手卫生依从性改善情况如图 14-13 所示。

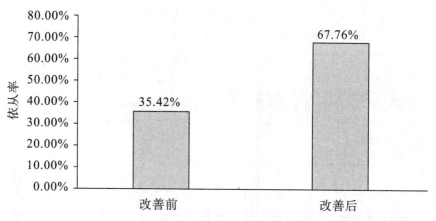

图 14-13   手卫生依从性改善情况

$$目标达标率 = \frac{(改善后 - 改善前)}{(目标值 - 改善前)} \times 100\%$$
$$= 109.33\%$$

九、总结和下一步计划

（一）未完成标准化的对策

未将成功的经验与做法固定下来，形成制度化的行为规范。下一步计划将目前工作中可制度化的部分成果制订为标准化的制度。

（二）未纳入质控的对策

目前手卫生依从性观察结果由于观察抽样数量较少，致使部分结果被临床科室质疑。下一步计划增加观察数量使其更能代表其真实手卫生状况，并将其纳入质控指标，借此将手卫生依从性维持在一个较高水平。

（三）科室人员流动性强的对策

医生转科频繁，新进、实习、进修人员较多，其教育培训质量不佳导致手卫生观察结果不佳。下一步计划加强流动性人员的强制培训，同时与教育培训部门合作，做好登记和在线考核。

（吕宇）

参考文献

[1] Richard P W. 医院内感染的预防与控制 [M]. 4 版. 天津：天津科技翻译出版公司，2005.

[2] Jarvis W R. Bennet & Brachman 医院感染 [M]. 胡必杰，陈文森，高晓东，等，译. 上海：上海科学技术出版社，2016.

[3] 北京市卫生局. 北京市呼吸机清洗、消毒指南（试行）[Z]. 2006.

[4] 蔡文华. 医务人员职业安全与健康管理 [M]. 北京：人民卫生出版社，2015.

[5] 陈安，亢菁晶. 突发事件应急演练脚本的编写研究 [J]. 科技促进发展，2010 (09)：31—35.

[6] 陈丹萍，黄亚菊. 肺结核患者医用痰杯使用状况的调查分析 [J]. 上海护理，2016，16 (5)：10—12.

[7] 陈丽容，肖秀红，徐凤琴，等. 一种手消毒凝胶替代消毒耦合剂应用效果观察 [J]. 中国消毒学杂志，2012，29 (7)：574—575.

[8] 陈路瑶，林秀娟，林立旺. 床单元臭氧消毒机消毒效果研究 [J]. 中国卫生检验杂志，2007，17 (1)：68—69.

[9] 陈晓波，苗冠勋，陈玉人，等. 最新医院感染预防与质量规范化管理及内部安全控制 [M]. 北京：人民卫生出版社，2012.

[10] 陈晓红，王吉善. 医院评审评价准备指南 [M]. 北京：科学技术文献出版社，2015.

[11] 成都市卫计委. 成都市母婴保健专项技术服务执业基本条件 [Z]. 2016.

[12] 成都市卫生和计划生育委员会，成都市妇女儿童医院. 成都市预防艾滋病、梅毒和乙肝母婴传播指导掌中手册 [Z]. 2016.

[13] 程玉梅，刘媛怡，王迪芬. 质量控制图在重症医学科医院感染质量控制中的应用实践 [J]. 中华危重病急救医学，2017，29 (2)：172—176.

[14] 董卫国，陈静，史登平. 建立医院感染风险评估机制预防控制医院感染 [J]. 中华医院感染学杂志，2015 (12)：2865—2867.

[15] 国家食品药品监督管理总局. 血液透析及相关治疗用水：YY 0572—2015 [M].

北京：中国标准出版社，2015.

[16] 国家卫生计生委办公厅. 基层医疗机构医院感染管理基本要求 [Z]. 2013.

[17] 国家卫生计生委办公厅. 三级妇幼保健院评审标准实施细则 [Z]. 2016.

[18] 国家卫生计生委办公厅. 突发事件公共卫生风险评估管理办法 [Z]. 2012.

[19] 国家卫生计生委医院管理研究所医院感染质量管理与控制中心. 医院感染管理文件汇编（1986—2015）[M]. 北京：人民卫生出版社，2015.

[20] 国家药典委员会. 中华人民共和国药典 [M]. 北京：中国医药科技出版社，2015.

[21] 国家质量监督检验检疫总局，国家药品监督管理局. 关于撤销医疗器械产品生产许可证发证目录的通知 [Z]. 2001.

[22] 国务院应急管理办. 突发事件应急演练指南 [Z]. 2009.

[23] 郝少君，刘德熙，王灵. 现代医院感染管理与控制 [M]. 北京：人民军医出版社，2011.

[24] 郝学安. 现代医院感染控制与实用消毒技术 [M]. 长春：吉林科学技术出版社，2009.

[25] 胡必杰，高晓东，索瑶，等. 医务人员血源性病原体职业暴露预防与控制最佳实践 [M]. 上海：上海科学技术出版社，2012.

[26] 胡必杰，郭艳红，刘荣辉，等. 中国医院感染规范化管理 SIFIC 常见问题释疑 [M]. 上海：上海科学技术出版社，2009.

[27] 胡必杰，郭燕红，高光明，等. 医院感染预防与控制标准操作规程 [M]. 上海：上海科学技术出版社，2010.

[28] 胡必杰，刘荣辉，陈文森. 医院感染预防与控制临床实践指引 [M]. 上海：上海科学技术出版社，2013.

[29] 胡必杰，倪晓平，覃金爱. 医院环境物体表面清洁与消毒最佳实践 [M]. 上海：上海科学技术出版社，2012.

[30] 胡必杰，宗志勇，顾克菊，等. 多重耐药菌感染控制最佳实践 [M]. 上海：上海科学技术出版社，2012.

[31] 胡必杰. SIFIC 医院感染预防与控制操作图解 [M]. 上海：上海科学技术出版社，2013.

[32] 胡必杰. 手卫生最佳实践 [M]. 上海：上海科学技术出版社，2012.

[33] 胡必杰. 医疗机构空气净化最佳实践 [M]. 上海：上海科学技术出版社，2012.

[34] 胡付品，朱德妹，汪复，等. 2015 年中国 CHINET 细菌耐药性监测 [J]. 中国感染与化疗杂志，2016，16（6）：685－694.

[35] 胡禧隆. 医院感染预防控制与管理 [M]. 成都：四川科学技术出版社，2007.

[36] 胡永华. 实用流行病学 [M]. 北京：北京大学医学出版社，2010.

[37] 黄菊，杨坚娥，肖瑜，等. 基于 FMEA 法的医院感染预防与控制风险评估 [J].

中国医药导报，2016，13（4）：156—159.

[38] 江苏省卫生和计划生育委员会. 江苏省医疗机构肠道门诊设置规范（试行）
[Z]. 2010.

[39] 蒋丽，唐良梅，李雪梅，等. 新生儿病房多重耐药定植菌监测与护理管理对策
[J]. 现代预防医学，2015，42（19）：3629—3631.

[40] 匡季秋，邓世洲，刘帆，等. 基于失效模式及效应分析模型的医院感染风险管理与
预警体系构建研究 [J]. 中华医院感染学杂志，2015（21）：4976—4978.

[41] 匡季秋，王守军，李银雪，等. 医务人员手卫生培训策略及效果研究 [J]. 中华医
院感染学杂志，2015（04）：950—952.

[42] 邝晓敏，彭华保，刘海峰，等. 新生儿导管相关血流感染的相关性分析 [J]. 现代
医药卫生，2017，18（30）：2871—2873.

[43] 李海燕，许增禄，张虎林，等. 中美突发传染病事件应急系统对比分析 [J]. 中华
医院管理杂志，2005，25（5）：353—356.

[44] 李继平，护理管理学 [M]. 北京：人民卫生出版社，2012.

[45] 李六亿，刘玉树. 医院感染管理学 [M]. 北京：北京大学医学出版社，2010.

[46] 李六亿，吴安华，胡必杰. 如何提升医院感染预防与控制能力 [M]. 北京：北京
大学医学出版社，2015.

[47] 李六亿，徐艳，贾建侠，等. 医院感染管理的风险评估分析 [J]. 中华医院感染学
杂志，2016（11）：2607—2610.

[48] 李六亿，徐艳. 医院感染管理的风险评估 [J]. 中国感染控制杂志，2016，15
（7）：441—446.

[49] 李素英，黄春. 医院感染预防与控制工作手册 [M]. 北京：中国协和医科大学出
版社，2008.

[50] 李武平，郭明华，刘冰，等. 医院感染管理手册 [M]. 西安：第四军医大学出版
社，2008.

[51] 林建华. 医院安全与风险管理 [M]. 北京：高等教育出版社，2012.

[52] 林明珠，戴太监，朱启淦，等. 环保试剂改善病理科工作环境 [J]. 诊断病理学杂
志，2014，21（9）：595.

[53] 刘健慧，王丹华. 新生儿重症监护病房早产儿细菌定植的临床研究 [J]. 中国实用
儿科杂志，2006，21（1）：41—44.

[54] 刘立，刘东会，牛艳萍. 基于风险评估模型的综合医院风险管理 [J]. 中国现代医
生，2015，53（18）：129—131.

[55] 刘亚新，王亚霞，陈娟红，等. 综合性重症监护病房医院感染目标性监测 [J]. 中
国消毒学杂志，2013，30（2）：139—143.

[56] 刘运喜，曹晋桂，邢玉斌，等. 医院感染预防控制工作指南 [M]. 北京：人民军

医出版社，2013.

[57] 陆群. FMEA 在手术部位感染风险管理中的应用［D］. 杭州：浙江大学，2009.

[58] 栾荣生. 流行病学研究原理与方法［M］. 2版. 成都：四川科学技术出版社，2014.

[59] 罗厚江，王静，谢怀珍. 布地奈德联合氨溴索雾化吸入治疗新生儿吸入性肺炎疗效观察［J］. 临床医学，2012，1（37）：48—50.

[60] 马恒辉，周晓军. 如何提高病理实验室环保建设的水平［J］. 临床与实验病理学杂志，2011，27（3）：304—306

[61] 毛世芳. 护理管理学［M］. 北京：中国协和医科大学出版社，2012.

[62] 梅雅娟，许晨耘. ATP生物荧光法对手术室各类人员进行手卫生依从性的研究［J］. 中华医院感染学杂志，2012，22（18）：4062—4063.

[63] 任南，冯丽，文细毛. 实用医院感染监测方法学［M］. 长沙：湖南科学技术出版社，2012.

[64] 石宏，石雪松，江智霞，等. 传染病护理学［M］. 上海：第二军医大学出版社，2008.

[65] 世界卫生组织. 实验室生物安全手册［M］. 3版. 日内瓦：世界卫生组织，2004.

[66] 舒玲，郭靓，罗岚，等. 华西医院不合格微生物标本的特点分析及对策［J］. 现代预防医学，2011（12）：2360—2361，2364.

[67] 四川省卫生防疫站. 四川省肠道门诊工程规程［Z］. 1995.

[68] 四川省卫生厅. 四川省医疗机构洁净手术部验收和年检的规定：四川卫办发〔2012〕519号［Z］. 2012.

[69] 宋钢兵，郭秀芹. 医院感染管理分册［M］. 北京：军事医学科学出版社，2007.

[70] 宋一民，高冬玲，郝志伟. GS环保染色套液在病理常规染色中的应用［J］. 中国新生儿科杂志，2014，21（4）：256.

[71] 宋玉磊. 母婴同室病区的医院感染监控与管理［J］. 中原医刊，2005，32（3）：57—58.

[72] 陶桂芳. 医疗废物回收人员职业危险因素与防护策略［J］. 中华医院感染学杂志，2011，21（2）：378—379.

[73] 陶连琴，朱婧，谢微微，等. 新生儿血管内导管相关感染的临床分析［J］. 中国新生儿杂志，2011，2（26）：102—105.

[74] 王宏广. 中国现代医学科技创新能力国际比较［M］. 北京：中国医药科技出版社，2009.

[75] 王枢群，李六亿，李秋丽，等. 医院感染监测指南［M］. 北京：中国预防医学科学院，1991.

[76] 王延洋，戴璟，李海滨. 精细化管理在医院管理中的应用［J］. 中国医疗设备，

2016 (S1)：70.

[77] 王妍彦，张流波. 国内空气消毒相关标准和方法介绍 [J]. 中国卫生标准，2012，3 (4)：16—20.

[78] 王耀磊，陈虎，陈晓红，等. 追踪方法学在医院评审中的应用及案例分析 [J]. 中国卫生质量管理，2014，21 (1)：19—22.

[79] 卫生部医政司. 医院感染管理持续改进方法与策略 [M]. 北京：人民卫生出版社，2012.

[80] 武芳，伍祥林，刘海霞. PDCA 循环在病历质量管理中的应用实例研究 [J]. 现代预防医学，2015，42 (9)：1636—1639.

[81] 乡志忠，郭珊，赵鹏图，等. 层次分析法在医疗高危模式与结果分析风险评估的运用 [J]. 中国医院管理，2009，29 (8)：13—14.

[82] 萧淑铢. 台湾医疗人员针扎与血液体液接触之监控 [J]. 台湾卫志，2005，12 (12)：135—147.

[83] 邢玉斌，魏华，索继江，等. 医疗机构职业安全与健康管理法规与体系建设初探 [J]. 中华医院感染学杂志，2006，16 (6)：674—675.

[84] 徐丹慧，侯铁英，李卫光，等. 中国医院手卫生知识知晓及依从性现状调查 [J]. 中国感染控制杂志，2016，15 (9)：654—658.

[85] 徐世兰. 教学医院血源性病原体职业接触防护管理探讨 [J]. 中华医院感染学杂志，2010，20 (12)：1748—1749.

[86] 徐秀华. 临床医院感染学 [M]. 2 版. 长沙：湖南科学技术出版社，2005.

[87] 许亚茹，关毅. NICU 空气环境消毒对患者医院感染及病原菌谱的影响 [J]. 中华医院感染学杂志，2015，25 (23)：5512—5514.

[88] 薛广波. 现代消毒学 [M]. 北京：人民军医出版社，2002.

[89] 薛广波. 医院消毒技术规范 [M]. 北京：中国标准出版社，2017.

[90] 杨华明. 现代医院消毒学 [M]. 北京：人民军医出版社，2008.

[91] 杨天桂，曾智，程永忠. 华西医院管理模式探讨 [J]. 中国卫生质量管理，2008，15 (1)：13—17.

[92] 杨亚静. 肺结核患者痰液的管理 [J]. 中国民康医学，2011，23 (8)：1024—1032.

[93] 易红梅，李艳春，钟仁华，等. GS 环保型试剂在病理技术工作中的应用体会 [J]. 临床与实验病理学杂志，2014，30 (4)：463—465.

[94] 殷磊，于艳秋，丁亚萍，等. 护理学基础 [M]. 北京：人民卫生出版社，2003.

[95] 喻达，李翾，刘民，等. 医院应对突发传染病的能力及预备状态的研究进展 [J]. 中华医院管理杂志，2007，23 (2)：89—91.

[96] 湛月娥，马恒颢. 新生儿重症肺炎的监护 [J]. 新医学，2006，1 (36)：60—63.

[97] 张辰，张文静. ATP 生物荧光检测法提高 ICU 轮科医生手卫生依从性的效果 [J]. 中国感染控制杂志，2014，13（3）：152－154.

[98] 张丽，刘毅. 外科手消毒方法的临床应用与研究 [J]. 中国消毒学杂志，2011（01）：15－16.

[99] 张鹭鹭，王羽，薛迪，等. 医院管理学 [M]. 北京：人民卫生出版社，2014.

[100] 张学敏. 血液透析室医院感染风险评估 [J]. 湖南中医药大学学报，2016，36（6）：224－225.

[101] 张友平，侯铁英，刘艳红，等. ICU 物体表面清洁消毒质量干预在多药耐药菌预防控制中的效果分析 [J]. 中华医院感染学杂志，2014，24（21）：5420－5422.

[102] 张宗久. 中国医院评审实务 [M]. 北京：人民军医出版社，2013.

[103] 赵霞，王力红，张学利，等. ICU 医院感染风险评估 [J]. 中华医院感染学杂志，2013，23（20）：5016－5017.

[104] 中国疾病预防控制中心. 传染病监测信息网络直报工作与技术指南 [Z]. 2016.

[105] 中国疾病预防控制中心. 突发事件公共卫生风险评估技术方案 [Z]. 2012.

[106] 中华人民共和国国家卫生和计划生育委员会. 高压氧临床应用技术规范 [Z]. 2013.

[107] 中华人民共和国国家卫生和计划生育委员会. 空气器械消毒灭菌技术操作规范 [Z]. 2016.

[108] 中华人民共和国国家卫生和计划生育委员会. 口腔器械消毒灭菌技术操作规范：WS 506—2016 [M]. 北京：中国标准出版社，2016.

[109] 中华人民共和国国家卫生和计划生育委员会. 临床实验室生物安全指南：WS/T 442—2014 [S].

[110] 中华人民共和国国家卫生和计划生育委员会. 医院感染管理专职人员培训指南：WS/T 525—2016 [S].

[111] 中华人民共和国国家卫生和计划生育委员会. 医院消毒供应中心：WS 310—2016 [M]. 北京：中国标准出版社，2016.

[112] 中华人民共和国国家卫生和计划生育委员会. 重症监护病房医院感染预防与控制规范 [Z]. 2016.

[113] 中华人民共和国国家质量监督检验检疫总局. 风险管理原则与实施指南：GB/T 24353—2009 [S]. 2009.

[114] 中华人民共和国国家质量监督检验检疫总局. 小型压力蒸汽灭菌器灭菌效果监测方法和评价要求：GB/T 30690—2014 [M]. 北京：中国标准出版社，2015.

[115] 中华人民共和国国家质量监督检验检疫总局. 医疗机构水污染物排放标准：GB 18466—2005 [M]. 北京：中国标准出版社，2005.

[116] 中华人民共和国国家质量监督检验检疫总局. 医院消毒卫生标准：GB 15982—

2012 [M]. 北京：中国标准出版社，2012.

[117] 中华人民共和国国家质量监督检验检疫总局. 疫源地消毒总则 [Z]. 2015.

[118] 中华人民共和国国务院. 病原微生物实验室生物安全管理条例 [Z]. 2004.

[119] 中华人民共和国国务院. 特种设备安全监察条例：〔2012〕第 373 号 [Z]. 2003.

[120] 中华人民共和国国务院. 突发公共卫生事件应急条例 [Z]. 2005.

[121] 中华人民共和国国务院. 医疗器械监督管理条例 [Z]. 2014.

[122] 中华人民共和国环境保护总局. 医疗废物集中处置技术规范（试行）[Z]. 2003.

[123] 中华人民共和国国家质量监督检验检疫总局. 最终灭菌医疗器械包装材料 [Z]. 2015.

[124] 中华人民共和国卫生部，联合国艾滋病规划署，世界卫生组织. 2011 年中国艾滋病疫情估计报告 [R/OL]. (2011—11) [2012—12—29]. http://www.chinaaids.cn/fzdt/zxdd/201201/t20120129_1745902.htm.

[125] 中华人民共和国国家卫生和计划生育委员会. 病区医院感染管理规范：WS/T 510—2016 [S].

[126] 中华人民共和国卫生部. 多重耐药菌医院感染预防与控制技术指南：卫办医政发〔2011〕5 号 [Z]. 2009.

[127] 中华人民共和国卫生部. 关于实施医院护士岗位管理的指导意见 [Z]. 2012.

[128] 中华人民共和国卫生部. 国家突发公共卫生事件相关信息报告管理工作规范（试行）[Z]. 2006.

[129] 中华人民共和国卫生部. 呼吸机临床应用：WS 392—2012 [S].

[130] 中华人民共和国卫生部. 护士条例 [Z]. 2008.

[131] 中华人民共和国卫生部. 基层医疗机构医院感染管理要求 [Z]. 2012.

[132] 中华人民共和国卫生部. 急诊科建设与管理指南（试行）[Z]. 2009.

[133] 中华人民共和国卫生部. 经空气传播疾病医院感染预防与控制规范 [Z]. 2016.

[134] 中华人民共和国卫生部. 内镜清洗消毒技术操作规范 [Z]. 2004.

[135] 中华人民共和国卫生部. 皮肤消毒剂卫生标准：GB 27951—2011 [M]. 北京：中国标准出版社，2011.

[136] 中华人民共和国卫生部. 全国不明原因肺炎病例监测、排查和管理方案 [Z]. 2007.

[137] 中华人民共和国卫生部. 全国法定传染病疫情概况 [Z]. 2012.

[138] 中华人民共和国卫生部. 全国流感监测方案 [Z]. 2010.

[139] 中华人民共和国卫生部. 三级综合医院评审标准实施细则 [Z]. 2011.

[140] 中华人民共和国卫生部. 生活用水卫生标准 [Z]. 2006.

[141] 中华人民共和国卫生部. 手消毒剂卫生要求：GB 27950—2011 [S].

[142] 中华人民共和国卫生部. 突发公共卫生事件与传染病疫情监测信息报告管理办

法：卫生部令第 37 号 [S]. 2006.

[143] 中华人民共和国卫生部. 卫生部关于二级以上综合医院感染性疾病科建设的通知 [Z]. 2004.

[144] 中华人民共和国卫生部. 卫生部关于医院洁净手术部验收和年检的规定 [S]. 2007.

[145] 中华人民共和国卫生部. 消毒产品分类目录 [Z]. 2002.

[146] 中华人民共和国卫生部. 消毒管理办法 [Z]. 2002.

[147] 中华人民共和国卫生部. 新生儿病室建设与管理指南 [Z]. 2009.

[148] 中华人民共和国卫生部. 血液净化标准操作规程 [Z]. 2010.

[149] 中华人民共和国卫生部. 血源性病原体职业接触防护导则 [Z]. 2009.

[150] 中华人民共和国卫生部. 医疗废物管理条例 [Z]. 2003.

[151] 中华人民共和国卫生部. 医疗机构传染病预检分诊管理办法 [Z]. 2005.

[152] 中华人民共和国卫生部. 医疗机构发热门（急）诊设置指导原则（试行）[Z]. 2003.

[153] 中华人民共和国卫生部. 医疗机构环境表面清洁与消毒管理规范：WS/T 512—2016 [S].

[154] 中华人民共和国卫生部. 医疗机构临床实验室管理办法 [Z]. 2006.

[155] 中华人民共和国卫生部. 医疗机构内通用医疗服务场所的命名：WS/T 527—2016 [S].

[156] 中华人民共和国卫生部. 医疗机构输血科（血库）建设管理规范（征求意见稿）[Z]. 2012.

[157] 中华人民共和国卫生部. 医疗机构消毒技术规范：WS/T 367—2012 [M]. 北京：中国标准出版社，2012.

[158] 中华人民共和国卫生部. 医疗机构血液透析室管理规范 [Z]. 2010.

[159] 中华人民共和国卫生部. 医疗卫生机构医疗废物管理办法 [Z]. 2003.

[160] 中华人民共和国卫生部. 医务人员艾滋病病毒职业暴露防护工作指导原则（试行）[Z]. 2004.

[161] 中华人民共和国卫生部. 医务人员手卫生规范 [Z]. 2009.

[162] 中华人民共和国卫生部. 医院感染暴发报告及处置管理规范 [Z]. 2009.

[163] 中华人民共和国卫生部. 医院感染管理办法：第 48 号令 [Z]. 2006.

[164] 中华人民共和国卫生部. 医院感染管理质量控制指标 [Z]. 2015.

[165] 中华人民共和国卫生部. 医院感染监测规范：WS/T 312—2009 [S].

[166] 中华人民共和国卫生部. 医院感染诊断标准 [Z]. 2001.

[167] 中华人民共和国卫生部. 医院隔离技术规范：WS/T 311—2009 [S].

[168] 中华人民共和国卫生部. 医院空气净化管理规范：WS/T 368—2012 [M]. 北京：

中国标准出版社，2012.

[169] 中华人民共和国卫生部. 医院手术部（室）管理规范［Z］. 2010.

[170] 中华人民共和国卫生部. 预防与控制医院感染行动计划（2012—2015）：卫医政发〔2012〕63 号［Z］. 2012.

[171] 中华人民共和国卫生部. 重症医学科建设与管理指南（试行）［Z］. 2009.

[172] 中华人民共和国卫生部. 公共场所集中空调通风系统清洗消毒规范：WS/T 396—2012［S］.

[173] 中华人民共和国卫生部. 公共场所集中空调通风系统卫生规范：WS/T 394—2012［S］.

[174] 中华人民共和国国家卫生和计划生育委员会. 中华人民共和国卫生行业标准［Z］. 2016.

[175] 中华人民共和国国家卫生和计划生育委员会. 软式内镜清洗消毒技术规范：WS 507—2016［M］. 北京：中国标准出版社，2016

[176] 中华人民共和国国家卫生和计划生育委员会. 医院常用织物洗涤消毒技术规范：WS/T 508—2016［M］. 北京：中国标准出版社，2016.

[177] 中华人民共和国国家卫生和计划生育委员会. 医院感染暴发控制指南：WS/T 524—2016［M］. 北京：中国标准出版社，2016.

[178] 中华人民共和国国家卫生和计划生育委员会. 传染病防治卫生监督工作规范［Z］. 2014.

[179] 中华人民共和国国家卫生和计划生育委员会. 传染病信息报告管理规范［Z］. 2015.

[180] 中华人民共和国国家卫生和计划生育委员会. 国家卫生计生委关于调整部分法定传染病病种管理工作的通知：卫疾控发〔2013〕28 号［Z］. 2013.

[181] 中华人民共和国国家卫生和计划生育委员会. 职业暴露感染艾滋病病毒处理程序规定［Z］. 2015.

[182] 中华人民共和国药品监督总局. 一次性使用无菌医疗器械监督管理办法（暂行）［Z］. 2000.

[183] 中华人民共和国药品监督总局. 医疗器械分类规则［Z］. 2016

[184] 全国人民代表大会常务委员会. 中华人民共和国传染病防治法［Z］. 2004.

[185] 中华人民共和国住房和城乡建设部. 洁净室施工及验收规范：GB 50591—2010［M］. 北京：中国建筑工业出版社，2010.

[186] 中华人民共和国住房和城乡建设部. 医院洁净手术部建筑技术规范：GB 50333—2013［M］. 北京：中国建筑工业出版社，2013.

[187] 中华人民共和国住房与城乡建设部. 传染病医院建筑设计规范［Z］. 2014.

[188] 中华人民共和国住房与城乡建设部. 综合医院建筑设计规范［Z］. 2014.

[189] 中华医学会. 医疗质量管理必备手册 [M]. 北京：人民军医出版社，2011.

[190] 朱士俊. 现代医院感染学 [M]. 北京：人民军医出版社，1998.

[191] 祝志娟，王灵红，钱小毛. 母婴同室新生儿医院感染的现状及对策 [J]. 中华医院感染学杂志，2013，23（17）：4236—4237.

[192] Adams D，Elliott T S. Impact of safety needle devices on occupationally acquired needles tick injuries：a four-year prospective study [J]. J Hosp Infect，2006，64（1）：50—55.

[193] CDC. Updated U. S. Public Health Service Guidelines for the Management of Occupational Exposures to HIV and Recommendations for Post exposure Prophylaxis [S]. Washington：CDC，2005.

[194] CDC. Workbook for Designing，Implementing，and Evaluating a Sharps In jury Prevention Program [S]. BeiJing：CDC，2008.

[195] Christiaens G，Barbier C，Mutsers J，et al. Hand hygiene：first measure to control nosocomial infection [J]. Revue Médicale de Liège，2006，61（1）：31—36.

[196] Franco A，Aprea L，Dell'Isola C. Clinical case of seroconversion for syphilis follow in ganeedles tick injury：why not take a prophylaxis？ [J]. Infez Med，2007，15（3）：187—190.

[197] Ganczak M，Bialecki P，Bohatyrewicz A. Double gloving in reducing the inter operative risk of blood borne pathogens [J]. Chir Narzadow Ruchu Ortop Pol，2004，69（4）：249—254.

[198] Hauri A M，Armstrong G L，Hutin Y J. The global burden of disease attributable to contaminated injections given in health care settings [J]. Int JSTDAIDS，2004，15（1）：7—16.

[199] Kurlat I，Corral G，Oliveira F，et al. Infection control strategies in a neonatal intensive care unit in Argentina [J]. Journal of Hospital Infection，1998，40（2）：149—154.

[200] Magiorakos A P，Srinivasan A，Carey R B，et al. Multidrug-resistant，extensively drug-resistant and pan drug-resistant bacteria：an international expert proposal for interim standard definitions for acquired resistance [J]. Clin Microbiol Infect，2012，18（3）：268—281.

[201] Magiorakos A P，Srinivasan A，Carey R B，et al. Multidrug-resistant，extensively drug-resistant and pan drug-resistant bacteria：an international expert proposal for interim standard definitions for acquired resistance [J]. Clin Microbiol Infect，2012，18（3）：268—281.

[202] Parantainen A, Verbeek J H, Lavoie M C, et al. Blunt versus sharps uture needles for preventing per cutaneous exposure incidents in surgical staff [J]. Cochrane Database Syst Rev, 2011, 11: D9170.

[203] Rosenthal V D, Guzman S, Safdar N. Reduction in nosocomial infection with improved hand hygiene in intensive care unit sofa tertiary care hospital in Argentina [J]. American Journal of Infection Control, 2006, 34 (33): 392—397.

[204] Roxanne N. Needles tick in juries: Going but not gone?: Some hospital till don't get the point [J]. Am J Nurs, 2004, 104 (11): 25—26.

[205] Shiao J S, McLaws M L, Lin M H, et al. Chinese EPIN etandrecall rates for percutaneous injuries: an epidemic proportion of under reporting in the Taiwan health care system [J]. J Occup Health, 2009, 51 (2): 132—136.

[206] Shokoohi H, Armstrong P, Tansek R. Emergency department ultrasound probe infection control: challenges and solutions. Open Access Emerg Med, 2015 5 (7): 1—9.

[207] The World Health Organization. Hand Hygiene Self-Assessment Framework [S]. 2010.

[208] The World Health Organization. WHO Guidelines on Hand Hygiene in Health Care (Advanced Draft) [S]. 2006.

[209] Tschudin-Sutter S, Frei R, Dangel M, et al. Rate of transmission of extended-spectrum beta-lactamase-producing enterobacteria ceae with out contact isolation [J]. Clin Infect Dis, 2012, 55 (11): 1505—1511.

[210] Zhang M, Wang H, Miao J, et al. Occupational exposure to blood and body fluids among health care workers in a general hospital, China [J]. AM J IND MED, 2009, 52 (2): 89—98.

责任编辑：朱辅华
责任校对：楼　晓
封面设计：严春艳
责任印制：王　炜

图书在版编目（CIP）数据

医院评审评价之医院感染管理常见问题解答 / 徐世
兰，吴佳玉主编. —成都：四川大学出版社，2017.7
ISBN 978－7－5690－0927－9

Ⅰ.①医… Ⅱ.①徐… ②吴… Ⅲ.①医院－感染－
卫生管理－问题解答 Ⅳ.①R197.323-44

中国版本图书馆 CIP 数据核字（2017）第 178513 号

书　名	医院评审评价之医院感染管理常见问题解答	
主　编	徐世兰　吴佳玉	
出　版	四川大学出版社	
地　址	成都市一环路南一段 24 号（610065）	
发　行	四川大学出版社	
书　号	ISBN 978－7－5690－0927－9	
印　刷	郫县犀浦印刷厂	
成品尺寸	170 mm×240 mm	
印　张	20.75	
字　数	373 千字	
版　次	2017 年 8 月第 1 版	
印　次	2021 年 1 月第 3 次印刷	
定　价	48.00 元	

◆读者邮购本书,请与本社发行科联系。
电话:(028)85408408/(028)85401670/
(028)85408023　邮政编码:610065
◆本社图书如有印装质量问题,请
寄回出版社调换。
◆网址:http://press.scu.edu.cn